中医经典名著入门导读系列

《难经》入门导读

主编◎孙理军

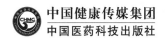

中国健康传媒集团
中国医药科技出版社

内 容 提 要

　　《难经》是中医理论体系形成的标志性经典著作之一，全书以问答释难的形式讨论了 81 个问题，以阐明《内经》及先秦医籍的要言大义为主旨，所述内容以基础理论为主，包括了脉学、经络、藏象、疾病、腧穴、针法等六部分。对于许多问题的阐述，发《内经》之未发，具有重要的理论价值和临床意义。然而由于成书时代久远，文辞古奥艰涩，给该书的研习与应用增加了诸多困难。本书紧扣 81 篇原文的宏旨大义，分清内容的轻重主次，运用简洁明快的语言，逐篇进行了扼要的注释和语译，对每段原文的含义予以导引解读，畅明其要言大意。本书可供各类中医、中西医结合从业人员以及中医爱好者学习和研究之用。

图书在版编目（CIP）数据

　　《难经》入门导读/孙理军主编 . —北京：中国医药科技出版社，2024.8

　　（中医经典名著入门导读系列）

　　ISBN 978 - 7 - 5214 - 4663 - 0

　　Ⅰ . ①难… Ⅱ . ①孙… Ⅲ . ①《难经》 Ⅳ . ①R221.9

　　中国国家版本馆 CIP 数据核字（2024）第 106607 号

美术编辑　　陈君杞
版式设计　　诚达誉高

出版　**中国健康传媒集团** | 中国医药科技出版社
地址　北京市海淀区文慧园北路甲 22 号
邮编　100082
电话　发行：010 - 62227427　邮购：010 - 62236938
网址　www. cmstp. com
规格　787 × 1092mm ¹⁄₁₆
印张　12¾
字数　242 千字
版次　2024 年 8 月第 1 版
印次　2024 年 8 月第 1 次印刷
印刷　北京印刷集团有限责任公司
经销　全国各地新华书店
书号　ISBN 978 - 7 - 5214 - 4663 - 0
定价　**39.00 元**

获取新书信息、投稿、为图书纠错，请扫码联系我们。

丛书编委会

总 主 编 张登本　吕志杰　孙理军

副总主编（按姓氏笔画排序）

王晓玲　任红艳　李翠娟　宋　健　贾成文
惠　毅

编　　委（按姓氏笔画排序）

王　军　　王洪玉　　王素芳　　王晓玲　　王道军

王强虎　　艾　霞　　石少楠　　付春爱　　邢文文

巩振东　　吕志杰　　任红艳　　刘　娟　　刘　静

闫文理　　闫曙光　　许　霞　　孙　㻳　　孙玉霞

孙理军　　杜怀峰　　李佳赛　　李绍林　　李翠娟

杨　斌　　杨　赫　　杨忠瑶　　杨宗林　　宋　健

张　辉　　张亚宁　　张莉君　　张登本　　孟红茹

赵水安　　贾　奇　　贾成文　　高　莉　　黄以蓉

崔锦涛　　惠　毅　　雷正权　　薛　婷

本书编委会

主　　编　孙理军

副主编　李翠娟　李绍林　王　震

编　　委　孙理军　李翠娟　李绍林　王　震　张惜燕

　　　　　胡　勇　佟雅婧　姚彩娟　陈　尚

总 前 言

本套丛书之所以遴选《黄帝内经》（以下简称《内经》）等 10 部中医经典名著进行注解导读，是缘于这些论著为现代中医药学奠定了坚实的理论基础和基本的临床思维路径。这套《中医经典名著入门导读系列》包含《〈黄帝内经·素问〉入门导读》《〈黄帝内经·灵枢〉入门导读》《〈难经〉入门导读》《〈神农本草经〉入门导读》《〈伤寒论〉入门导读》《〈金匮要略〉入门导读》《〈针灸甲乙经〉入门导读》《〈中藏经〉入门导读》《〈脉经〉入门导读》《〈温病条辨〉入门导读》，可用"理、法、方、药"四字概之。

理，是指中医药学科的理论根基和知识架构，由《素问》《灵枢》和《难经》相互羽翼，共同奠定了中医药学的理论基础（包括中医药学的基本概念、基本原理、基本知识体系），并且在构建中医学理论体系时，不仅将精气–阴阳–五行–神论等中华传统文化的基因作为解释生命现象的认识方法和思维路径，而且将其直接移植于所构建的医学理论之中，渗透于中医药学的所有领域和各个层面，并与相关的生命科学知识融为一体，自此成为中医药学的文化基因并在其各个知识层面都有充分的表达和广泛的应用。如果要使中医药学科得以普及和使中医药文化知识得以传承，让广大读者能够明白中医中药之理，就必须用易懂而通俗的语言讲解《素问》《灵枢》《难经》。

法，法则、方法之谓。此处之"法"，分为治病之法和诊病之法。就治病之法而言，张仲景撰著的《伤寒杂病论》（后世分为《伤寒论》和《金匮要略》），以其所载方药予以呈现；华佗的《中藏经》载有医论 49 篇，联系脏腑生理病理分析内伤杂病的症状、脉象，辨治各脏腑疾病的虚实寒热，治疗时方剂配伍严密，重视服药方法；皇甫谧撰著的《针灸甲乙经》，将《内经》所载不足 140 穴增至 349 穴，记载了 880 余病证的治疗、配穴、针刺操作，蕴涵丰富的针刺、艾灸之法；《温病条辨》为吴瑭多年来温病学术研究和临床总结的力作，他创立了温病的三焦辨证体系，阐述风温、温毒、暑温、湿温等病证的治疗，条理分明。就诊病之法而言，王叔和撰著的《脉经》作为现存最早的脉学专著，应属于中医诊断方法的重大总结和成果，本书采撷《内经》《难经》及张仲景、华佗等有关诊病知识，搜集后汉以前的医学著作，阐述 24 种脉象，并论述了脏腑、经络、病证、治则、预后等，联系临床实际详述脉理，使脉学走向临床。

方，即方剂，是根据病情的需要将药物按照一定的规则进行组合运用。《内经》将这种把多种药物组合在一起的法则以"君臣佐使"规范之，张仲景则践行了《内经》的组方原则并将其付之于临床实践，以经典名方垂范后人如何进行组方，怎样随证遣方用药，使这些方剂至今仍作为研究方剂的典范。

药，即防治疾病的药物。《神农本草经》是最早的中药学著作，载药 365 种，首次遵循《内经》的旨意，从理论上总结出了药物的四气五味、主治功效、七情合和，其中虽然未明言药物的升降浮沉，但在其记述药物主治功效中深刻地蕴涵着这一命题。毫无争议地说，《神农本草经》是中药学科的发端和源头。虽然其中的义理并不深奥，但古人以写实的方法记录了应用药物所治病证及其功效，文字晦涩，不注不译不讲解，今人难以通晓明白，广大民众更会因其神秘而感到困惑。

方和药物是用来治病的，理论和治法是指导人们如何将药物组成有效方剂而对临证所见各种病证施加干预的，而《伤寒论》《金匮要略》《中藏经》以及清代《温病条辨》就是践行中医理论，运用《神农本草经》及其开创的中药学传载的诸种药物于临床治疗活动的具体体现。《伤寒论》和《温病条辨》所论以外感诸病的辨证施治为务，《金匮要略》《中藏经》则是以内科诸疾和妇科病证为主，从临床实践的角度阐述和发挥着《内经》《难经》及《神农本草经》所开创的中医中药学之宏伟事业。这些典籍，专业性强，义理深奥，中医中药专业人士习读尚且吃力，如果不注不译，不使其通俗易懂，那将使它们永远蒙上让广大读者难识其庐山真面目的神秘面纱，这就是我们要通俗讲解这些典籍的动因。

由于编著中医经典名著通俗解读版本是一件非常严肃而又审慎的工作，团队每个成员均勤勤勉勉，不敢有丝毫的懈怠，在选题、立题、注译、讲解各方面，历时数年，都是一丝不苟。要使全套 10 本中医经典名著的通俗讲解符合"信、达、雅"的最高境界绝非易事，整个团队顶住了重重压力，完成了这一艰巨的任务，尽管如此，仍有未尽人意之处，敬祈广大读者不吝赐教，以待再版时完善。

陕西中医药大学　张登本

2023 年 12 月 12 日

编写说明

《难经》（亦称《黄帝八十一难经》），是继《黄帝内经》（简称《内经》）之后的又一部重要医学典籍，是奠定中医理论体系的标志性著作之一。其与《黄帝内经》《神农本草经》《伤寒杂病论》并称为中医的四大经典。全书以阐明《黄帝内经》及先秦医籍的要言大义为主旨，以答疑释难的方式探讨了 81 个重要的医学问题，内容涉及脉学、经络学、藏象、疾病、腧穴、针刺等多个方面，尤其对脉学知识有较详细而精当的论述和创见，在元气、命门、三焦、奇经、腧穴、针刺补泻等方面有诸多创造性发挥，对中医学理论体系的形成与发展产生了深远的影响。时至今日，《难经》对中医学术的研究发展及临床应用仍然具有重要的理论指导意义和临床实用价值。

本书是《难经》的通俗性读本，故在保留原貌体系的前提下，集标点、校勘、注释、语译、导读于一体。力求详注精评，畅明其要言大意，以尊重原旨，简明易解为特点。本书每一难为一个单元，即一节，每难节名根据原文的内容，用简明扼要、中肯贴切的文字予以标示。各单元的编写内容分为原文、注释、语译、导读四个部分。

（一）原文

1. 底本、校本

本书所录原文，以《王翰林集注黄帝八十一难经》（简称《集注》）庆安五年壬辰（1652）武村市兵卫刊刻本（简称庆安本）为底本，以凌耀星《难经校注》（人民卫生出版社，1991 年 2 月出版）、郭霭春《八十一难经集解》（天津科技出版社，1984 年出版）、人民卫生出版社 1956 年出版的《难经集注》影印本、上海科技出版社 1981 年出版的《难经正义》校勘本、人民军医出版社 2006 年出版的《难经本义》校注本等为校本。采用简体横版。

2. 分段

本书对原文作了分段处理，分段的原则有二：一是按问答分段。凡有问句和"然"后的答辞，无论其长短，均作另段处理；二是对答辞内容，若过长而又有多层意思者，则视内容分段。且对原文进行了标点。

3. 点校

为准确反映原文原义，本书在前人点校的基础上对原文重新作了标点；凡自古以来的错讹字，照录不改，出注；原文中属古汉语某一意义上或完全意义上的通用字，照录，一般不出注；原文中的古今字、通假字，照录，出注；原文中的异体字、俗字径改，不出注；原文中的衍文、错简等，照录，出注。

（二）注释

在严格遵循经文宏旨大义的前提下，以"注释为主，校勘为从"，对生僻字、古今字、通假字、专业性名词术语、疑难词语，以及有深刻内涵的经文，进行字义、读音和经文含义的解释，目的是使读者读通原文。

（三）语译

本书采取意译和直译相结合的方式将全部原文予以语译，以直译为主，如原文上下文不能较好地衔接者，则采用意译的方法。译文的分段与原文的分段一致，译文中对专业性强的名词术语仍予以沿用。整体上既力求文字简洁准确、晓畅易懂，又能完整地反映原文旨意，尽最大可能地使语译内容达到"信、达、雅"的基本要求。

（四）导读

1. 导读原则

缘于本书为中医经典的通俗读本，因而以只"导"不"论"为撰写原则，不予冗繁的考据和论证，简洁明快地导出原文的要言大义。

2. 导读内容

每个单元的导读包括原文宏旨大义的简要解析、学术观点及其理论意义、临床指导价值等。原文中少数难以用文字简洁明了表述者，则用列表形式予以昭示。既扼要地概括了各节原文的主要内容，又简要地剖析了各节的学术观点，还将每一节的创新之处予以阐明。力求做到层次清晰、重点突出、论证充分，论据确凿、说理透彻、结论明确。

在本书的形成过程中，汲取了该书成书以来医家研究《难经》的方法及其成就，浸渍着20世纪至今医学家研究《难经》的智慧和结晶，蕴涵着我们几十年来对该书研究和传授的心得体会，以及近些年来的新见解和新看法。尽管经过一年来殚精竭虑的勤勉工作，其中不尽如人意之处在所难免，敬祈读者不吝赐教。

孙理军

2023 年 12 月于古都咸阳

目　录

一难　论独取寸口诊脉的原理 …………… 1

二难　论寸口分部及其阴阳属性 ………… 5

三难　论寸口太过不及的覆溢脉象 …… 7

四难　论脉象阴阳 ………………………… 10

五难　论持脉的指力轻重 ……………… 14

六难　论脉的阴阳虚实 ………………… 16

七难　论六气旺脉 ……………………… 17

八难　论寸口"脉平而死"的原理 …… 20

九难　论脉象迟数与脏腑病性 ………… 22

十难　论一脏十脉 ……………………… 23

十一难　论脉律与脏气的关系 ………… 25

十二难　论五脏脉绝的虚实误治 ……… 26

十三难　论色脉尺肤诸诊合参 ………… 28

十四难　论脉率损至的主病和治疗 …… 31

十五难　论四时五脏的平脉、病脉、

死脉 ……………………………… 37

十六难　论五脏病脉与内证外证 ……… 42

十七难　论脉证顺逆 …………………… 46

十八难　论寸口三部与脏腑经络的

配属和主病 …………………… 48

十九难　论男女脉象之别 ……………… 52

二十难　论阴阳伏匿之脉及癫狂病的

脉象鉴别 ……………………… 54

二十一难　论形病与脉病的关系 ……… 56

二十二难　论是动、所生病 …………… 58

二十三难　论经脉的长度和流注 ……… 60

二十四难　论六经气绝的临床

表现和预后 ………………… 63

二十五难　论十二经脉之数 ………… 66

二十六难　论十五别络 ……………… 67

二十七难　论奇经八脉的名称和

功能 ……………………… 68

二十八难　论奇经八脉的循行 ……… 70

二十九难　论奇经八脉的病证 ……… 73

三十难　论营卫的生成、运行与

会合 ……………………… 76

三十一难　论三焦的部位及功能 …… 78

三十二难　论心肺的部位及与营卫的

关系 ……………………… 80

三十三难　论肝肺浮沉 ……………… 81

三十四难　论五脏所主的声、色、臭、

味、液、七神 …………… 83

三十五难　论五腑功能及脏腑相合

关系 ……………………… 85

三十六难　论肾与命门 ……………… 87

三十七难　论五脏所通七窍及脉气

阴阳 ……………………… 88

三十八难　论脏五腑六 ……………… 90

三十九难　论腑五脏六 ……………… 91

四十难　论鼻嗅耳闻 ………………… 93

四十一难　论肝有两叶 …………… 95

四十二难　论脏腑形态与功能 ………… 96

四十三难　论七日不食而死的机制 …… 99

四十四难　论七冲门 …………… 100

四十五难　论八会穴 …………… 101

四十六难　论老少寤寐有别的机制 … 103

四十七难　论面部耐寒的机制 …… 104

四十八难　论三虚三实 …………… 105

四十九难　论正经自病和五邪所伤 … 107

五十难　论五邪病传 …………… 111

五十一难　论病人喜恶与脏腑病位 … 113

五十二难　论脏腑发病本根有别 …… 114

五十三难　论疾病传变和预后 …… 115

五十四难　论脏腑病治难易 ……… 116

五十五难　论积聚 ………………… 117

五十六难　论五脏之积 ………… 119

五十七难　论五泄病 …………… 122

五十八难　论伤寒病分类及其脉象 … 124

五十九难　论癫狂之别 ………… 126

六十难　论厥痛、真痛 ………… 128

六十一难　论四诊 ……………… 129

六十二难　论五输穴腑独有六 ……… 131

六十三难　论以井为始的道理 …… 133

六十四难　论五输穴的阴阳五行
　　属性 …………………………… 134

六十五难　论井穴合穴的命名 …… 137

六十六难　论原穴与三焦 ……… 138

六十七难　论五脏俞募穴 ……… 140

六十八难　论五输穴命名及主治
　　病证 …………………………… 141

六十九难　论补母泻子法 ……… 143

七十难　论因时刺法 …………… 145

七十一难　论针刺营卫法 ……… 147

七十二难　论迎随补泻针法 ……… 148

七十三难　论补井泻荥法 ……… 149

七十四难　论四时五脏的针刺方法 … 150

七十五难　论泻南补北法 ……… 152

七十六难　论针刺补泻 …………… 154

七十七难　论治未病 …………… 155

七十八难　论针刺补泻手法 ……… 156

七十九难　论迎随补泻法 ……… 158

八十难　论进针与出针 ………… 160

八十一难　论补泻失误 ………… 161

跋／162

一难　论独取寸口诊脉的原理

【原文】一难[1]曰：十二经脉皆有动脉[2]，独取寸口[3]以决[4]五脏六腑死生吉凶之法。何谓也？

然[5]：寸口者，脉之大会[6]，手太阴之脉动[7]也。人一呼脉行三寸，一吸脉行三寸，呼吸定息[8]，脉行六寸。人一日一夜，凡一万三千五百息，脉行五十度[9]，周[10]于身。漏水下百刻[11]，荣卫行阳[12]二十五度，行阴[12]亦二十五度，为一周[13]也，故五十度复会于手太阴。寸口者，五脏六腑之所终始[14]，故法[15]取于寸口也。

【注释】

[1] 难：与"问"为互词，也可作"问"。下同。

[2] 动脉：指经脉循行部位上的搏动应手处。十二经皆有动脉，如滑寿注："手太阴脉动中府、云门、天府、侠白，手阳明脉动合谷、阳溪，手少阴脉动极泉，手太阳脉动天窗，手厥阴脉动劳宫，手少阳脉动禾髎，足太阴脉动箕门、冲门，足阳明脉动冲阳、大迎、人迎、气冲，足少阴脉动太溪、阴谷，足太阳脉动委中，足厥阴脉动太冲、五里、阴廉，足少阳脉动下关、听会之类也。"

[3] 独取寸口：独，专也。寸口，即气口、脉口，位于腕横纹桡侧动脉搏动处，此处为手太阴肺经的动脉，其脉位长度为一寸九分。包括寸、关、尺三部。

[4] 决：同诀。引申为分析之意。

[5] 然：答辞。表示答应，应诺。

[6] 会：会聚。

[7] 脉动：《脉经》《千金》均作"动脉"，以与上文"皆有动脉"相合，历代注家多从之。作"脉动"亦通，意指寸口是手太阴肺经的"脉动"之处。

[8] 定息：息，止也。定息，指一次呼吸的终止。

[9] 度：量词。回、次。脉内血液环绕遍行人身一次为一度。

[10] 周：动词。环绕、循环，或遍周、遍及。

[11] 漏水下百刻：即一昼夜的时间。古以铜壶盛水，水滴下漏于受水壶，壶中有铜人抱漏箭，箭上刻一百度数作为计时标准，漏水下百刻，即一昼夜的时间。

[12] 阳、阴：指昼、夜。白昼为阳，夜晚属阴，故谓之阴、阳。荣卫相随而行，始于中焦，注手太阴，运行于经脉之中，白昼循行周身二十五次，黑夜循行周身二十五次，共五十次又会合于手太阴。

[13] 一周：指脉中气血在一昼夜环绕人身五十次后，要在手太阴肺经于夜半子时大会一次，故曰一周。

[14] 终始：此指气血循环运行的起止点。气血营养五脏六腑，是沿经脉循行的，手太阴肺经是其循环的起始点，也是各脏腑经脉环流的终止点，而寸口既是脉之大会，又是手太阴肺之脉动处，为脉气变化的敏感点，故谓其为"五脏六腑之所终始"。

[15] 法：叶霖注："法，诊法也。"

【语译】 一问：十二经脉都有动脉，却仅仅切按寸口的动脉，作为判断五脏六腑疾病的轻重和预后吉凶的依据，这是什么道理呢？

答：寸口部位的动脉，是十二经脉之气汇聚的部位，是手太阴肺经的脉动处。健康的人，一呼脉气运行三寸，一吸脉气也运行三寸，一次呼吸结束，脉气共行六寸。在一昼夜时间里，一般人共呼吸一万三千五百次，脉气在人身共运行五十次，环绕于全身。在漏壶滴水下百刻的一昼夜时间内，营卫之气在白昼循行于全身二十五周次，夜晚也循行于全身二十五周次，此为一大周，所以循行五十周次后重新汇合于手太阴肺经的寸口部位。寸口的脉动部位，是五脏六腑气血循环运行的起止点，所以在诊脉时仅取寸口就可以了。

【导读】 本难提出了"独取寸口"脉诊法，指出十二经脉皆有动脉，但"独取寸口"可以"决五脏六腑死生吉凶"，从而突出了寸口脉在十二经脉中的重要地位，并从三个方面阐述了"独取寸口"诊病的原理。

1. 寸口为"手太阴之脉动" 本难认为"十二经脉皆有动脉"，所谓动脉，是指十二经脉循行部位的血管搏动处，手足十二经脉均有之，各经循行部位上的搏动应手部位，即为该经的动脉，是各经气血变化反应最敏感之处，所以触摸各经的脉动之处，可以候察该经气血的盛衰。各经动脉的具体部位，历代医家虽认识不一，但均遵循本难之"寸口者，脉之大要会，手太阴之动脉也"的观点，即寸口的经脉归属为手太阴肺经的学术立场。肺朝百脉，主行营卫气血，寸口是手太阴肺经的脉动之处，是手太阴肺脉气血盛衰变化最为敏感的部位，最能反映手太阴肺经及其所属肺系相关脏腑组织的生理、病理变化情况。

2. 寸口为"脉之大会" "寸口者，脉之大会"，指出了寸口为十二经脉会聚之处，说明寸口不但是手太阴肺经的脉动之处，反映手太阴肺经精气血津液的盛衰，也与全身整体结构和功能密切相关。肺与全身经脉气血有着密切的关系，肺的主要功能是主气，既主呼吸之气，也主一身之气的生成、运行和调节；肺在结构上有朝百脉的特点，即全身众多的经脉会聚于肺，全身的血液都要通过血脉而聚会于肺，通过肺的吸清呼浊，进行气体交换，对循环中的血液进行净化处理，辅助心完成全身之血的循环运行。《素问·经脉别论篇》云："脉气流经，经气归于肺，肺朝百脉，输精于皮毛，毛脉合精，行气于府，府精神明，留于四脏，气归于权衡，权衡以平，气口成寸，以决死生。"所以通过探查最敏感的脉动之处寸口的变化，就能探测到全身经脉气血盛衰的状况。《素问·阴阳类论篇》："（帝）问雷公曰：阴阳之类，经脉之道，五中所主，何脏最贵？雷公对曰：春甲乙青，中主肝，治七十二日，是脉之主时，臣以其脏最贵。帝曰：却念上下经、阴阳从容，子所言贵，最其下也……三阴者，六经之所主也。"王冰注曰："三阴者，太阴也，言所以诸脉皆至于手太阴者何耶？以是六经之主故也。六经谓三阴三阳之经脉也。所以至手太阴者何？以肺朝百脉之气，皆交会于气口也。"

3. 寸口为"五脏六腑之所终始" 《灵枢·动输》曰："胃为五脏六腑之海，其清气上注于肺，肺气从太阴而行之，其行也，以息往来。"本难"人一呼脉行三寸，一吸脉行三寸"至"五脏六腑所终始"句，从呼吸和脉行的关系，昼夜脉行与交会的规律，逐层剖析了寸口和五脏六腑的关系，阐述了诊寸口脉测知五脏六腑病变的机制。

（1）呼吸和脉行的关系：肺主呼吸，肺为"脉之大会"，因此，呼吸和脉行有着密切的关系。古人在长期实践观察中总结出"人一呼脉行三寸，一吸脉行三寸，呼吸定息，脉行六寸"，认识到呼吸与经脉气血的运行（脉动次数）有严格的比例关系，这就是《素问·平人气象论篇》所说："人一呼脉再动，一吸脉亦再动，呼吸定息脉五动，闰以太息，命曰平人。平人者，不病也。"可见，《难经》中"人一呼脉行三寸"的"人"，指健康无病的人，健康人呼吸和脉搏跳动的比例关系为1:（4～5），这与现代医学的认识完全一致。经脉的作用在《灵枢·本脏》中讲述得十分清楚，谓之曰："经脉者，所以行血气而营阴阳，濡筋骨，利关节者也。"可见，脉行既言气血的运行、呼吸和脉行的比例关系，也说明了呼吸和气血运行的关系。血属阴，气属阳，气为血帅，血的运行需赖气的推动，肺为气之主，为"脉之大会"，故呼吸与脉行关系密切。

（2）昼夜脉行与交会规律：呼吸和脉中气血运行有什么关系呢？这就必须要知晓人体昼夜脉行的规律。原文云："人一日一夜，凡一万三千五百息，脉行五十度，周于身。漏水下百刻，荣卫行阳二十五度，行阴亦二十五度，为一周也，故五十度复会于手太阴。"可见，人体经脉在漏壶滴水下百刻的一昼夜时间内，营卫气血沿经脉在白昼循行于全身二十五周次，在夜晚也循行于全身二十五周次，这称为一大周，一昼夜呼吸次数为一万三千五百息，脉行五十周。在一昼夜内，人体脉中气行五十周之数在《灵枢》中多次论及，其中《灵枢·五十营》的论述较为详细，指出："人经脉上下、左右、前后二十八脉，周身十六丈二尺……呼吸定息，气行六寸……二百七十息，气行十六丈二尺……一万三千五百息，气行五十周于身。"认为十二经脉、跷脉、任脉、督脉的脉度总数合 16 丈 2 尺，一次呼吸气行 6 寸，气行一周为 270 息，在漏水下注百刻的时间内，人呼吸 13500 息，气行五十周。营卫气血昼夜沿经脉循行五十周又重新会合于手太阴，说明其运行的起止点都在手太阴肺经。此段将昼夜脉行规律与呼吸又做了进一步的联系。

需要注意的是，昼夜 13500 息，则每分钟仅为 9.375 息，与正常生理常数 16 ～

18 息/分不合，与《内经》《难经》所言呼吸息数和脉搏至数 1：（4～5）的比值不符。按此数字计算，每分钟呼吸不足 10 次，而健康成年人安静时每分钟呼吸次数应为 16～18 次，如此每昼夜呼吸次数应为 23040～25920 次。但有人认为这是古人在气功状态下测得的呼吸频率，也有人认为是医生诊病时有意将呼吸频率调节为深缓状态，还有人认为此乃深睡眠状态下的呼吸频率。实际上，"五十"是演绎或表达天地万物变化的规律及其现象的"大衍之数"，以此为计算基数，全身经脉总长度为 16 丈 2 尺，脉气昼夜运行十二经脉五十周次，共行 810 丈，除以一息脉行 6 寸，便得到 13500 息这一数值。50、13500、16 丈 2 尺（81 尺×2）之数，均应合"河洛"之数理，有其特殊的传统文化内涵，因此不必深究具体之数目，只需领会其精神实质即可。

营卫气血昼夜沿经脉循行五十周又复会于手太阴的昼夜脉行与交会规律，不但是气血运行与呼吸密切关系的进一步体现，而且说明脉中气血昼夜运行的起止点均在手太阴肺经。寸口作为手太阴肺经的所过部位，必然能够反映昼夜气血运行过程中的各种人体生理病理信息，是诊察疾病的重要部位。

（3）寸口与五脏六腑的关系：营卫气血在经脉中运行，经脉内联五脏六腑、外络四肢百骸，其运行起于手太阴、终于手太阴，大会于寸口。正如《灵枢·营卫生会》所云："人受气于谷，谷入于胃，以传于肺，五脏六腑皆以受气，其清者为营，浊者为卫，营在脉中，卫在脉外，营周不休，五十度而复大会。"卫与营俱行阳二十五度，行阴二十五度，一周也，故亦五十度而复大会于手太阴矣。叶霖注："是脉者，营气也。行经脉一日五十周，今日平旦始于手太阴之寸口，明日平旦又会于手太阴之寸口，此五脏六腑之所终始，故取法于寸口也。按：脉者，血中之气也。经言营气，取营运于中之义"（《难经正义》）。营卫从中焦生成以后，上注于肺，在肺的治节之下，营卫气血昼夜不息，从手太阴肺经起，周流灌溉五脏六腑，而又会聚于手太阴肺经。《素问·调经论篇》认为："五脏之道，皆出于经隧，以行血气，血气不和，百病乃变化而生。"因此，寸口是五脏六腑精气血津液循行的起始和终结处，五脏六腑的正常与异常变化均会通过此处表现出来，探查寸口部位就能测知五脏六腑气血的盛衰，以及疾病的寒热虚实和预后吉凶。故本难曰："寸口者，五脏六腑之所终始，故法取于寸口也。"

二难 论寸口分部及其阴阳属性

【原文】二难曰：脉有尺寸[1]，何谓也？

然：尺寸者，脉之大要会[2]也。从关[3]至尺[4]是尺内，阴之所治[5]也；从关至鱼际[6]是寸内[7]，阳之所治[5]也。故分寸为尺，分尺为寸[8]。故阴得尺内一寸，阳得寸内九分[9]，尺寸终始[10]一寸九分，故曰尺寸也。

【注释】

[1] 尺寸：指寸口脉有寸、关、尺三部，非仅指尺脉和寸脉。

[2] 脉之大要会：即"脉之大会"之意。

[3] 关：即关隘。此指关脉。是寸脉与尺脉的分界，在掌后桡侧高骨（桡骨茎突）内侧下方，又称界上门。此指诊脉部位之一，也是寸脉与尺脉的分界。

[4] 尺：指肘横纹的尺泽穴，在肘横纹大筋（肱二头肌）外侧，这里指肘横纹。

[5] 治：治理，管理。从鱼际至关，属于寸部脉范围，属阳，主候心肺，故为阳之所治；从关后到尺泽，属于尺部脉范围，属阴，主候肾，故为阴之所治。

[6] 鱼际：手大指本节后手掌肌肉隆起处，因形状像鱼，故称鱼，其边缘赤白肉际连接处称鱼际。这里指腕横纹。

[7] 寸内：《难经本义》作"寸口"。可参。

[8] 分寸为尺，分尺为寸：从鱼际至尺泽总计长为一尺一寸（寸，谓同身寸，以下均同），若以关脉为界，至鱼际为一寸，至尺泽为一尺，从关上分去一寸，余者为一尺；从关下分去一尺，余者为一寸。

[9] 阴得尺内一寸，阳得寸内九分：从鱼际至尺泽总计长为一尺一寸，但诊寸口脉并不需要这样的长度，按实际需要，结合阴阳的道理，只取尺部一寸，取寸部九分，以合阴阳之数。

[10] 终始：起止的意思。

【语译】二问：诊脉的寸口部位有尺部和寸部。这是什么道理呢？

答：从尺部到寸部的脉动处，是十二经的脉气汇合部位。从关部向尺泽方向是尺部脉的范围，为阴所主管；从关部向鱼际方向是寸部脉的范围，为阳所主管。所以从关部以上划分是寸部脉，从关部向尺泽方向划分为尺部脉。在属阴主管的部位取一寸，在属阳主管的部位取九分，从寸部到尺部的起止共长一寸九分，所以叫作尺寸。

【导读】本难在一难阐述"独取寸口"诊病原理的基础上，云"脉有尺寸"，提出了寸口脉分寸、关、尺三部的问题，并进一步强调指出"尺寸者，脉之大要会也"，然后就寸口脉的长度和三部划分及阴阳属性进行了论述。

1. 寸口脉位长度及三部划分 原文云"从关至尺是尺内""从关至鱼际是寸

内"，即以"关"（掌后高骨即桡骨茎突）为界，关前（从关到鱼际）是寸部，关后（从关到尺泽）是尺部。关者，界上之门，此取其为尺脉、寸脉之分界处为关脉。寸、关、尺三部的长度，原文说："分寸为尺，分尺为寸，故阴得尺内一寸，阳得寸内九分，尺寸始终一寸九分，故曰尺寸也。"在一难"独取寸口"诊病原理的基础上，提出了寸口脉分寸、关、尺三部的问题，从关部向尺泽方向是尺部脉的范围，从关部向鱼际方向是寸部脉的范围，从鱼际至尺泽总长为一尺一寸。但诊脉不需要这样的长度，只取尺部一寸、寸部九分，明确了寸、关、尺三部共长一寸九分，"阴得尺内一寸，阳得寸内九分，尺寸终始一寸九分"。从关上分出一寸后，剩余者为尺，在尺部诊脉时取一寸；从关下分出一尺后，剩余者为寸，在寸部诊脉时取九分，总共一寸九分的位置作为诊脉部位。之所以寸内用其九分，尺内则用一寸（十分），合"河、洛"之数理。寸是尺的开始，尺是寸的终止，故曰尺寸。

2. 寸口脉的阴阳属性及其意义　本难明确指出"从关至鱼际是寸内，阳之所治也""从关至尺是尺内，阴之所治也"，明确了寸脉属性为阳，尺脉属性为阴。这就是时至今日所言"关前为阳，关后为阴"之所宗始。划分寸口的阴阳属性时，竖起前臂，指尖向上，以关为界。属阳者，反映阳的生理病理变化；属阴者，反映阴的生理病理变化。

寸口脉阴阳属性划分的意义在于"尺寸者，脉之大要会也"。关于寸口为"脉之大会"，一难已有论述，是就"肺朝百脉"而言。本难所言"脉之大要会"，旨在强调阴阳。《难经注疏》："大要会者，诸阳经病皆验于寸，诸阴经病皆验于尺，故阴阳病脉、平脉，其气来会在尺寸，其要大也。"但《难经正义》注曰："会，聚也，要会者，言切要聚会之处也。人之一身，经络营卫，五脏六腑，莫不由于阴阳，而或过与不及，于尺寸见焉，故为脉之大要会也。一难言寸口为脉之大会，以肺朝百脉而言也。此言尺寸为脉之大要会，以阴阳对待而言也。"因为"人生有形，不离阴阳"（《素问·宝命全形论篇》）；"生之本，本于阴阳"（《素问·生气通天论篇》）；"阴阳者，天地之道也，万物之纲纪，变化之父母，生杀之本始，神明之府也"（《素问·阴阳应象大论篇》），故寸口部位即为脉之大会，也是全身气血阴阳之所会，切按寸口能够总体把握机体阴阳的盛衰和疾病的寒热虚实。

三难　论寸口太过不及的覆溢脉象

【原文】三难曰：脉有太过，有不及，有阴阳相乘，有覆有溢，有关有格，何谓也？

然：关之前者，阳之动也，脉当见九分而浮[1]。过者[2]，法[3]曰太过；减者[2]，法[3]曰不及。遂[4]上鱼为溢[5]，为外关内格[6]，此阴乘之脉[7]也。关之后者，阴之动也，脉当见一寸而沉[8]。过者，法曰太过；减者，法曰不及。遂入尺为覆[9]，为内关外格[10]，此阳乘之脉[11]也。故曰覆溢，是其真脏之脉[12]，人不病而死也。

【注释】

[1] 关之前，阳之动也，脉当见九分而浮："阳之动"的"阳"，指寸脉。此指寸部的正常脉象，长度为九分，脉搏显现的部位应当是浮的特点。

[2] 过者，减者：过者，指寸脉搏动的长度超过了九分的脉象。减者，指寸脉搏动的长度不足九分的脉象。

[3] 法：指切脉的法则、规范。

[4] 遂：形容过盛之脉直行无阻的状态。

[5] 溢：指上盛冲达鱼际部的脉象。溢，满溢、泛溢，有自下而上之意。

[6] 外关内格：指寸脉太过，超过其九分之位，泛溢于鱼际的脉象所反映的病机，是阳气被关闭于外而阴气被格拒于内。

[7] 阴乘之脉：即阴乘阳位之脉，尺部上乘于寸部，寸部上乘于鱼际。

[8] 关之后者，阴之动也，脉当见一寸而沉：此指关后属阴的尺脉之正常脉象，特征是脉长一寸，超过一寸为太过，反之为不及。脉搏显现的部位应当是沉的特点。

[9] 覆：指尺部下盛垂长的脉象。覆，覆盖，有自上向下盖掩之意。

[10] 内关外格：指尺脉太过，超过尺脉正常的一寸，这是阳气被关闭于内而阴气被格阻于外的结果，此即阳盛乘阴的脉象。

[11] 阳乘之脉：指阳乘阴位之脉。寸部下乘于尺部，尺部下乘于尺泽。

[12] 真脏之脉：即无胃气的脉，指脉象毫无和缓之态，多见于病人濒临死亡前，是阴阳离决，脏腑精气衰败之象，预后不良。

【语译】三问：脉象有太过，有不及，有阴阳之脉互相乘袭，有下覆之脉，有上溢之脉，有关脉，有格脉。这些脉象的具体情况是怎样的呢？

答：关部前的是寸脉，属于阳的脉动处，脉位应当有九分长而且呈现浮象。超过九分长的脉，叫作太过脉，不足九分长的脉，叫作不及脉；直向上延长到鱼际部的脉象称为溢脉，由于阳气被关闭于外而阴气被格拒于内，这是阴盛乘阳的脉象。关脉后的尺部是阴脉搏动处，脉形应该长一寸而且显现沉象。超过一寸的脉，叫作太过之脉。不足一寸的脉，叫作不及之脉，这是由于阳气被关闭于内而阴气被格阻于外的结果，是阳盛乘阴所表现的脉象。因此说覆脉和溢脉都是真脏脉，病人虽然没有明显的临床症状，但是也会死亡。

【导读】本难在提出尺、寸脉象有太过、不及、覆、溢、关、格之异常变化问题后，就尺、寸部的正常脉动，以及异常变动做了明确规定，并提出了真脏脉的概念，从而讨论了尺、寸脉的太过、不及、覆、溢脉象的原理及意义。指出太过、不及的脉象是阴阳失调的反映，而覆、溢脉是太过、不及之极，以至阴阳关格离决，预后凶险。

1. 寸部太过、不及之脉 本难以寸部的正常脉动为参照，论述了寸部太过、不及、溢脉的特征和病机及意义。

（1）寸部的正常脉动：原文对寸部的正常脉象做了规范，即寸脉属阳，在关前搏动，长九分，其象浮。明确指出在关部脉以前（上）搏动的寸部脉属阳，其搏动部位的长度是九分，正常表现特征为浮，即轻按即得，重按则减或无。

（2）寸部的太过之脉："过者，法曰太过"。"过"，为超出、超越。"法"，法律、规则。以此规定超出正常脉象范围的为"太过"之脉：显现长度超过九分，脉搏至数每息超过六至（每分钟超过90次）；脉搏跳动不再是"浮"，而是充实洪大有力，如数、实、长、洪脉之类。

（3）寸部的不及之脉："减者，法曰不及"。"减"，降低、衰退。以此规定达不到正常脉象范围的，比规定范围降低、减少的脉象，为"不及"之脉：显现长度不足九分，脉搏至数每息少于四至（每分钟少于60次）；脉搏跳动微弱、鼓指无力，如迟、虚、短、弱脉之类。

（4）溢脉："遂上鱼为溢"，溢脉乃寸脉太过，显现长度不但超过九分，而且直向上泛溢于鱼际部，是阴太胜、阳相对不足导致尺脉太过，搏动超出九分，直上鱼际，阳气被关闭于外而阴气被格拒于内，故概括其病机为"外关内格"，脉象是阴乘阳位之脉，尺部上乘于寸部，寸部上乘于鱼际。这是人体阴阳之气关格离决，不相维系的结果。可见，溢脉是寸脉太过之极的脉象。病理关键是阴胜。

2. 尺部太过、不及之脉 本难以尺部的正常脉动为参照，阐述了尺部太过、不及、覆脉的特征、病机和意义。

（1）尺部的正常脉动：原文对尺部的正常脉象做了规范，即尺脉属阴，在关后搏动，长一寸，其象沉。明确了在关部脉以后（下）搏动的尺部脉属阴，其搏动部位的长度是十分，正常表现特征为沉，即轻取不明显或无，重按始得或有力。

（2）尺部的太过之脉：在论述尺部之脉时，指出尺部脉与寸部脉的太过之脉划定原则相同，即"过者，法曰太过"，以此判定尺脉的太过之脉为显现长度超过十分，脉搏至数每息超过六至（每分钟超过90次），脉搏跳动不再是"沉"，而是充实、洪大有力，如数、实、长、洪、大脉之类。

（3）尺部的不及之脉：尺部的不及之脉判定原则也与寸部之脉的不及之脉相同，即"减者，法曰不及"，以此判定尺脉的不及之脉为显现长度不及十分，脉搏至数每息少于四至（每分钟少于 60 次），脉搏跳动微弱，鼓指无力，如迟、虚、短、弱脉之类。

（4）覆脉："遂入尺为覆"，覆脉乃尺脉太过，显现长度不但超过十分，而且直入尺肤部，是阳太胜、阴相对不足导致尺脉太过，搏动超出十分，直覆尺肤部，阳气被关闭于内而阴气被格阻于外，概括其病机为"内关外格"，脉象是阳乘阴位的脉象，即寸脉下覆尺脉，尺脉下覆尺肤，故覆脉是尺脉太过之极的脉象，也是阴阳之气关格离决，不相维系的结果。病理关键为阳胜。

3. 真脏脉　本难在论述了覆脉、溢脉之后，总结到"覆溢，是其真脏之脉，人不病而死也"，明确指出覆脉、溢脉皆属真脏脉之类，而真脏脉是预后不良之脉。正如滑伯仁所说"覆溢之脉，乃孤阴、独阳上下相离之诊，故曰真脏之脉"。本难以覆溢脉为真脏脉，似与《内经》所论不同。《内经》认为真脏脉是无胃气的脉，乃脏真之气衰竭，因此见真脏脉的病人多病情危重，甚则死亡。本难所论之真脏脉是因阳胜、阴胜为孤阴独阳不相维系，是阴阳离决的表现，全无从容和缓之胃气之象，见此脉者亦属病情危重，故《内经》《难经》所论虽师承各异，但临床意义是一致的。随着现代医学的发达和普及，诊治技术日益先进，《难经》和《内经》所谓的死脉，许多已成为可生之证，因此真脏脉现代只能称其为危脉。

四难　论脉象阴阳

【原文】四难曰：脉有阴阳之法[1]，何谓也？

然：呼出心与肺，吸入肾与肝，呼吸之间，脾受谷味也，其脉在中[2]。浮者阳也，沉者阴也，故曰阴阳也。

心肺俱浮，何以别之？

然：浮而大散者心也，浮而短涩者肺也[3]。

肾肝俱沉，何以别之？

然：牢而长者肝也；按之濡，举指来实者肾也[4]。脾者中州，故其脉在中[5]，是阴阳之法也。

脉有一阴一阳，一阴二阳，一阴三阳；有一阳一阴，一阳二阴，一阳三阴。如此之言，寸口有六脉俱动耶？

然：此言者，非有六脉俱动也，谓浮、沉、长、短、滑、涩也。浮者阳也，滑者阳也，长者阳也；沉者阴也，短者阴也，涩者阴也。所谓一阴一阳者，谓脉来沉而滑也；一阴二阳者，谓脉来沉滑而长也；一阴三阳者，谓脉来浮滑而长，时一沉也。所谓一阳一阴者，谓脉来浮而涩也；一阳二阴者，谓脉来长而沉涩也；一阳三阴者，谓脉来沉涩而短，时一浮也。各以其经所在，名病逆顺[6]也。

【注释】

[1] 脉有阴阳之法：指寸口脉象变化可以用阴阳进行归类划分。法，方法。阴阳，此指脉象的阴阳属性。

[2] 呼出心与肺，吸入肝与肾，呼吸之间，脾受谷味也，其脉在中：此指平息诊脉方法，实乃指力的运用，指出了浮取以候心肺，沉取以候肝肾，中取以候脾胃。

[3] 浮而大散者心也，浮而短涩者肺也：脉位表浅，兼有或大或散之感的，为心脉；脉位表浅，兼有或短或涩之感的，为肺脉。

[4] 牢而长者肝也；按之濡，举指来实者肾也：脉位深，脉形端直而长者为肝脉；脉位深，但按之柔软，举指轻按而脉形依旧饱满有力者为肾脉。按之濡、举指来实，形容脉象重按时柔软，而手指上举轻按时又较有力，即张氏所说"外柔内刚"之象。濡，同耎、软。

[5] 脾者中州，故其脉在中：指由于脾脏居中焦，因此它的脉位于中间位置，不浮不沉。

[6] 各以其经所在，名病逆顺：指根据各脏腑在寸口六部的相应部位之脉象变化，就能判断该脏是正常或异常、病轻或病重、主吉或主凶。经，即十二经脉，在此指代五脏六腑。逆顺，指疾病的轻重和预后吉凶。

【语译】四问：脉象有阴阳属性的辨别方法，这是怎么回事呢？

答：呼出时气向上向外呈浮象，聚类而候居上之心、肺；吸气时气向下向内呈沉象，聚类而候居下之肝、肾；呼气和吸气的过程中间，气居于中，以候中央之脾。浮脉为阳，沉脉为阴，所以说脉象有属性阴阳的不同。

问：心和肺的脉都是浮脉，应该怎样区分？

答：脉浮且脉形较大、有散的特点的是心脉；脉浮且脉体较短、略有滞涩特点的是肺脉。

问：肾和肝的脉都是沉脉，应该如何区分呢？

答：牢实有力且脉形长的是肝脉；重指力切按柔软，但微举指轻按有力的是肾脉。脾位于中焦，所以脾的从容和缓之脉象特点就体现在浮沉之中。这就是区别脉象阴阳属性的方法。

问：脉象中有一阴一阳脉，一阴二阳脉，一阴三阳脉；又有一阳一阴脉，一阳二阴脉，一阳三阴脉。按照这样的说法，难道寸口有六种脉象一起搏动的情况吗？

答：这不是说六种脉象一起搏动，而是说脉象有浮、沉、长、短、滑、涩六种变化。浮脉是阳脉，滑脉是阳脉，长脉是阳脉；沉脉是阴脉，短脉是阴脉，涩脉是阴脉。所谓的一阴一阳脉，是指脉来沉而兼滑象；一阴二阳脉，是指脉来长而兼见沉滑特点；一阴三阳脉，是指脉来浮滑而长，有时又出现沉象。所谓一阳一阴脉，是指脉来浮而兼见涩的特点；一阳二阴脉，是指脉来长而兼见沉涩的特点；一阳三阴脉，是指脉来沉涩而短，有时又出现浮象。应当分别根据各经各脏腑相应部位的脉象变化，判断疾病的逆和顺。

【导读】本难围绕"脉有阴阳之法"一语，着重论述了辨别脉象阴阳属性的基本方法，从而将阴阳学说应用于脉的不同层次、所主五脏、脉象变化等多个方面。突出阴阳脉法是《难经》论脉的一大特点，对后世脉法影响较大。

1. 脉位浮沉的阴阳划分及所属五脏

（1）脉位浮沉的阴阳划分："浮者阳也，沉者阴也，故曰阴阳"。本难以脉位浮沉辨别阴阳，这是脉象阴阳之大纲，以其概括其他脉象，可以执简驭繁地把握脉象变化规律。

（2）五脏脉位的浮沉："呼出心与肺，吸入肝与肾，呼吸之间，脾受谷味也，其脉在中"。说明浮沉作为辨别脉象阴阳属性的纲领，可以用于说明五脏脉象的体象特征。

"呼出心与肺"，是因为呼气时气向上向外，心肺在膈上，呼气经心肺而排出体外，出是向体外运动，属阳，心肺居上也属阳，故以"呼出"代指脉位浮浅趋外，因而言以候心肺，"心肺具浮"；吸气时自然界清气从上而下，从外入内，下达于肝肾，然后布于全身，入是向体内运动，属阴，肝肾又在膈下腹腔中亦属阴，故以"吸入"代指脉位深沉，因而是以候肝肾，"肝肾俱沉"。气之出入，上下历经五脏，其间必接受脾胃之谷味滋养及其升降转枢作用的推动，脾又位于身体中央，为升降出入之枢纽，故云"其脉在中"，即其脉位在中，介于尺寸之间的关部和浮沉之间的中位。正如清代丁锦所著《古本难经阐注》云："脉之阴阳，虽在于尺寸，然阴阳之气又在于浮沉，如心肺居上，阳也，呼出必由之；肾肝居下，阴也，吸入必归之；脾受谷味而在中，则呼出吸入无不因之。故诊脉之法，浮取心肺之阳，沉取肾肝之阴，而中应脾胃也。"这样就将五脏与脉象做了有机联系。

（3）五脏常脉的浮沉特征：心肺之脉俱浮，肝肾之脉俱沉，脾脉在中，怎样区别五脏之脉？本难对五脏常脉的特征做了进一步描述。心肺同在膈上胸腔阳位，但心在五行属火，火为阳，通于夏气，为阳中之太阳，其脉浮而洪大，有向外散的趋势，故用"浮而大散"标示心之常脉；肺在五行属金，金性坚敛属阴，通于秋气，为阳中之少阴，其脉浮中略显短而有阻滞之感，故用"浮而短涩"标示肺之常脉。肝肾同居膈下腹腔阴位，但肝在上腹，五行属性为木，木有升发向上之性，通于春气，为阴中之少阳，其脉象沉实长而有力，故用"牢而长"标示肝之长脉；肾位于下腹，五行属性为水，水性滋润向下，通于冬气，为阴中之太阴，其脉象轻按时沉而应指有力，重按时脉体柔软和缓，故用"按之濡，举指来实"标示肾之常脉。脾之常脉，脾位于身体中央，其脉位在中，介于尺寸之间的关部，浮沉之间的中位，按之不浮不沉，不软不实，故曰"其脉在中"。

2. 六种单脉的阴阳划分　六脉"谓浮、沉、长、短、滑、涩也"，这是六种单独出现于寸、关、尺部的脉象，脉动形象表现单一，不兼夹其他脉象的六种单脉的阴阳划分，以浮沉脉象为纲，浮滑长脉属阳脉，沉、涩、短脉属阴脉。

3. 相兼脉的阴阳划分　相兼脉是指两种或两种以上单脉同时出现的复合脉象。本难提出了相兼脉有二合脉，即一阴一阳或一阳一阴，两种单脉相兼出现的交合脉；有三合脉，即一阴二阳或一阳二阴，三种单脉相兼出现的复合脉；有四合脉，即一阴三阳或一阳三阴，四种单脉相兼出现的复合脉。"一阴一阳者，谓脉来沉而滑也"，即沉滑脉，脉沉兼滑，此脉若见于左尺部是肾和膀胱脏腑表里的顺相。"一阳一阴者，谓脉来浮而涩也"，即浮脉兼见涩象，浮涩脉为肺脉，若见于右寸，是本部之阴阳顺证；在左关为逆，因左关为肝位，金乘木也。"一阴二阳者，谓脉来沉滑而长也"，即脉沉兼滑而长之象，一阴指沉，二阳指滑、长，若此脉见于尺部，是阳邪下乘于阴位。"一阳二阴者，谓脉来长而沉涩也"，即长脉兼见沉涩之象，一阳指长，二阴指沉、涩，若脉居阳位，仅出现两种阴脉，提示气血俱虚，阴邪侵犯阳位。"一阴三阳者，谓脉来浮滑而长，时一沉也"，一阴指有时出现的沉脉，三阳指浮、滑、长三种脉象，提示阳中伏有阴。"一阳三阴者，谓脉来沉涩而短，时一浮也"，一阳指有时出现的浮脉，三阴指沉、涩、短三种脉象，提示阴中伏阳。相兼脉的主病多是所兼各单脉的主病之和，临床最多见相兼脉象，切脉辨病当仔细辨识。

4. 辨脉象属性阴阳的意义 原文"各以其经所在，名病逆顺也"句，总结了该节原文分辨脉象阴阳属性的意义。其意义纳之有三：其一，判断病位，即"各以其经所在"；其二，辨证明病；其三，推断疾病的逆顺吉凶。

五难　论持脉的指力轻重

【原文】五难曰：脉有轻重[1]，何谓也？

然：初持脉[2]，如三菽之重，与皮毛相得者[3]，肺部也。如六菽之重，与血脉相得者，心部也。如九菽之重，与肌肉相得者，脾部也。如十二菽之重，与筋平者，肝部也。按之至骨，举指来疾者，肾部也。故曰轻重也。

【注释】

[1] 脉有轻重：指诊脉时所运用指力的轻重。

[2] 持脉：指诊脉、切脉。

[3] 三菽之重，与皮毛相得者：菽，豆之总称，此指黄豆。三菽之重，即指力如三粒黄豆的重量。与皮毛相得者，即轻按皮毛就可触到的脉

象。其余六菽、九菽、十二菽重之候心、脾、肝部义同。

【语译】五问：诊脉时的指法有轻有重，应该怎样掌握呢？

答：开始按脉时，指力如三粒黄豆的重量，轻按在皮毛上就能触到的脉，是肺部脉；指力如六粒黄豆的重量，按至血脉可触到的脉，是心部脉；指力如九粒黄豆的重量，按至肌肉可触到的脉，是脾部脉；指力如十二粒黄豆的重量，按至与筋相平可以触到的脉，是肝部脉；重按到骨骼，手指向上抬举时脉来有力而急迫的脉，是肾部脉。所以说切脉在指法上有轻重的不同。

【导读】本难一是以菽多少的轻重，说明切脉指力轻重的基本操作方法，二是说明由轻到重的取脉，体察皮毛、血脉、肌肉、筋骨等不同层次的脉象变化，以了解五脏之气的盛衰。

以"菽"的重量作为切脉时的指力标准，形象论述了切脉轻重手法。先轻浮取，然后逐渐加重指力，通过体察皮毛、血脉、肌肉、筋、骨等不同层次的脉象变化，可以了解五脏之气的盛衰。其原理在于五脏合五体，皮毛、血脉为肺心之气所主，部位浅在，心肺居上部胸腔的阳位，正常情况下，心肺之脉皆属浮脉，故浮取以候心肺；筋、骨为肝肾之气所主，其位深在，肝肾位居下焦，正常情况下，肝肾之脉皆属沉脉，故沉取以候肝肾；肌肉位于皮毛、筋骨的中间，为脾之气所主，脾位于人体中焦，正常情况下，脾之脉不浮不沉，故中取以候脾。正如叶霖所注："菽，豆之总名。诊脉轻重，何独取乎豆？且不言三菽、四菽、五菽，而必以三累加之？盖豆在荚，累累相连，与脉动指下相类，以此意推之，言三菽重者，非三菽

加于一部之上，乃一指下如有一菽重也，通称三部，即三菽也。肺位高而主皮毛，故轻。六菽重者，三部各有二菽重也。心在肺下主血脉，故稍重。九菽重者，三部各有三菽重也。脾在心下主肌肉，故又稍重。十二菽重者，三部各有四菽重也。肝在脾下主筋，故较脾又加一菽重也。肾在肝下而主骨，故其脉按之至骨，沉之至也，而举之来疾者何也？夫脉之体血也，其动者气也，肾统水火，火入水中而化气，按之至骨，则脉气不能过于指下，微举其指，其来顿疾于前，此见肾气蒸动，勃不可遏，故曰肾部也。'举指'两字，最宜索玩，不可忽也。若去此两字，是按之至骨而来转疾，乃牢伏类矣"（《难经正义》）。这一切脉方法，与十八难中浮、中、沉指法原理是一致的，是《难经》根据脉象定脏腑部位的又一方法，特别是"按之至骨"以候肾气的方法，是后世诊脉沉取候察脉之"根"的理论依据。

六难　论脉的阴阳虚实

【原文】六难曰：脉有阴盛阳虚，阳盛阴虚，何谓也？

然：浮之损小，沉之实大，故曰阴盛阳虚[1]。沉之损小，浮之实大，故曰阳盛阴虚[2]。是阴阳虚实之意也。

【注释】

[1] 浮之损小，沉之实大，故曰阴盛阳虚：浮取脉体细小而软弱，是阳分不足，故曰阳虚；沉取实大，是阴分有余，故曰阴盛。

[2] 沉之损小，浮之实大，故曰阳盛阴虚：指沉取则脉细小而软弱，是阴不足；浮取脉实大，是阳分有余，是阳盛。

【语译】六问：脉象变化能反映阴盛阳虚或阳盛阴虚。这是什么道理呢？

答：浮取脉象较弱而细小，沉取脉象坚实而洪大，所反映的病理变化是阴盛阳虚。沉取脉象软弱而细小，浮取脉象坚实而洪大，所反映的病理变化是阳盛阴虚。这是从脉位、脉形来分辨阴阳虚实的。

【导读】本难提出"脉有阴盛阳虚，阳盛阴虚"，进而从脉位、脉形两个方面来分辨脉的阴阳虚实。

1. 分辨脉象阴阳虚实的方法　"浮之""沉之"是本难分辨脉象阴阳虚实的基本方法。"浮""沉"言指力轻重，"浮之"，即浮取，轻指力切脉；"沉之"即沉取，重指力切脉。

2. 脉象的阴阳虚实　本难运用"浮之""沉之"的方法，诊察脉象在不同指力下会有"损小""实大"的不同表现，从而确定脉象的阴阳虚实。"浮之损小，沉之实大，故曰阴盛阳虚"，指浮取时脉细短无力（损小），沉取时脉洪大有力（实大），由于寸为阳，尺为阴；沉为阴，浮为阳，所以"阴盛阳虚"的阴与阳有两层含义：一指脉象，二指脉位。即阴指尺脉和沉取法，阳指寸脉和浮取法。浮虽为阳，但浮之损小表明阳气不足，沉虽为阴，但沉之实大表明阴盛，故"阴盛阳虚"一是表明了尺脉沉取洪大有力，寸脉浮取细短无力的脉象特征，二是提示了阴盛阳虚的病理变化。同理，沉虽为阴，但沉之损小表明阴气不足，浮为阳，浮之实大表明阳盛，故"阳盛阴虚"一是表明了寸脉浮取洪大有力，尺脉沉取细短无力的脉象特征，二是提示了阳盛阴虚的病理变化。可见，本难"阴阳虚实之意"是将脉位和脉形两个方面的阴阳性质相结合，来确定寸口脉象的阴阳虚实。说明《难经》不仅重视脉的层次深浅，也重视脉的特征变化。后世脉法以浮为阳，沉为阴为纲，并结合脉的形象变化，分析脉象所反映的脏腑生理病理变化，有效地指导着疾病的诊治。

七难　论六气旺脉

【原文】七难曰：经[1]言少阳之至，乍大乍小，乍短乍长[2]；阳明之至，浮大而短[3]；太阳之至，洪大而长[4]；太阴之至，紧细而长[5]；少阴之至，紧细而微[6]；厥阴之至，沉短而敦[7]。此六者，是平脉耶？将病脉耶？

然：皆王脉[8]也。

其气以何月，各王几日？

然：冬至之后，初得甲子[9]少阳王，复得甲子阳明王，复得甲子太阳王，复得甲子太阴王，复得甲子少阴王，复得甲子厥阴王。王各六十日，六六三百六十日，以成一岁。此三阳三阴之王时日大要[10]也。

【注释】

[1] 经：据文义似指《素问·平人气象论篇》。

[2] 少阳之至，乍大乍小，乍短乍长：乍，忽然的意思。此指少阳之气主时，人的脉象体现出忽大忽小、忽短忽长的特点。因少阳旺于正月二月，阳气微小。

[3] 阳明之至，浮大而短：指阳明之气主时，人的脉象体现出浮大而短的特点。因阳明旺于三月四月，阳气始萌未盛。

[4] 太阳之至，洪大而长：指太阳之气主时，人的脉象体现出洪大而长的特点。因太阳旺于五月六月，阳气最盛。

[5] 太阴之至，紧细而长：指太阴之气主时，人的脉象体现出紧细而长的特点。因太阴旺于七月八月，阳气始衰，阴气未盛。

[6] 少阴之至，紧细而微：指少阴之气主时，人的脉象体现出紧细而微的特点。因少阴旺于九月十月，阳气渐衰，阴气渐盛。

[7] 厥阴之至，沉短而敦：指厥阴之气主时，人的脉象体现出沉短而敦的特点。因厥阴旺于十一月十二月，阴气最盛。

[8] 王脉：指与时令相适应的正常脉象。人与自然相通应，各季节均有其相应的脉象特征，此即各季的旺脉。王，通旺，旺盛之意。

[9] 得甲子：即遇甲子日。甲为十天干之首，子为十二地支之首，此处以十天干配十二地支，干支组合以纪日，从甲子日起，到癸亥日止，六十天为一循环。

[10] 此三阳三阴之王时日大要：大要，大概情况。这就是三阳三阴当旺时日的大概情况。

【语译】七问：医经上说，少阳时令的脉象形态特点，是忽大忽小，忽短忽长；阳明时令的脉象形态特点，是浮大而短；太阳时令的脉象形态特点，是洪大而长；太阴时令的脉象形态特点，是紧大而长；少阴时令的脉象形态特点，是紧细而微；厥阴时令的脉象特点，是沉短而紧。这六种脉象，是正常人在不同时令的脉象，还是病人的脉象呢？

答：这都是与时令相适应的正常脉象。

问：各种正常脉象分别相应的月份是什么？各旺多少天呢？

答：从冬至节以后的大寒节，逢第一个甲子周期的六十天，是少阳之气旺；再逢第二个甲子周期的六十天，是阳明之气旺；再逢第三个甲子周期的六十天，是太阳之气旺；再逢第四个甲子周期的六十天，是太阴之气旺；再逢第五个甲子周期的六十天，是少阴之气旺；再逢第六个甲子周期的六十天，是厥阴之气旺。每一节令所旺的时间各为六十天，六六三百六十天，就是一年。这就是三阳三阴六气当旺时日脉象的大概情况。

【导读】本难首先论述了六气旺时的脉象特点，继而对一年三阴三阳六气旺时进行了明确划分。

1. 六气旺时的脉象特点　本难根据自然界阴阳二气的消长变化规律，将一年气候的消长变化划分为少阳、阳明、太阳、少阴、太阴、厥阴六个时段，即六气。六气的次序按照阳主进、阴主退的规律排列，上半年是少阳（一阳）、阳明（二阳）、太阳（三阳），下半年是太阴（三阴）、少阴（二阴）、厥阴（一阴），既说明了自然界一年中阴阳之气盛衰进退的规律，也表达了人体阴阳之气一年中的盛衰变化周期。人与自然环境密切相关，自然界阴阳消长变化，人体气血也随着呈现出相应的盛衰变化，因而就会在六气表现出不同的脉象变化，一年中不同时段的阴阳盛衰不同，其脉象也就各具特点。

正月、二月，为少阳春生之气旺盛，此时气候特点为乍暖还寒，自然界的阳气始萌，人身之阳气随之而始生，故当此节令的脉象特点为"乍大乍小，乍长乍短"，即忽大忽小，忽短忽长；三月、四月，阳明之时，自然界的阳气已旺，但还未至极，人体气血也处于相对旺盛阶段，所以表现在脉象上则为"浮大而短"，即脉象浮浅，盛大而不及其位；五月、六月，太阳之时，是一年之中气温最高，阳气盛极之时，人体的阴阳气血均处于最旺盛的阶段，所以脉象特点为"洪大而长"，即来盛去衰，滔滔满指，状如洪水，搏过其位；七月、八月，太阴之时，阴气始生，但气温虽然偏凉但未至寒冷，所以人体的气血始敛，阳气始藏而未深藏，因此表现在脉象方面则为"紧细而长"；九月、十月，少阴之时，阴寒之气盛极，自然界的阳气固密，人体之阳气内敛伏藏，因而表现于脉象则为"紧细而微"；十一月、十二月，厥阴之时，是"冬至以后一阳生"的季节，是由阴转阳的关键时令，阴之将尽，阳之将生，故谓"厥阴"，此时的脉象特点为"沉短而敦（紧）"，即沉紧而搏动部位局限。

2. 六气主旺时日　本难以甲子纪时方法，以冬至节气为起始，以六十日推算：冬至后的第一个甲子日后为少阳之气旺时；第二个甲子日后为阳明之气旺时；第三个甲子日后为太阳之气旺时；第四个甲子日后为太阴之气旺时；第五个甲子日后为少阴之气旺时；第六个甲子日后为厥阴之气旺时。这就是一年三百六十日三阴三阳六气主旺的大概时日。

现将本难要点归纳如下（表1）。

表1 六气时令的气候和脉象特点

六气时令	时日	日数	气候特征	脉象特点（旺脉）
少阳之气	冬至节后首甲子	60	阴气未消，阳气初生	乍大乍小，乍长乍短
阳明之气	冬至节后二甲子	60	阴渐消，阳气始盛	浮大而短
太阳之气	冬至节后三甲子	60	阳气全盛	洪大而长
太阴之气	冬至节后四甲子	60	阳气始衰，阴气始盛	紧细而长
少阴之气	冬至节后五甲子	60	阴气全盛	紧细而微
厥阴之气	冬至节后六甲子	60	阴气将尽，阳气将生	沉短而敦（紧）

八难 论寸口"脉平而死"的原理

【原文】八难曰：寸口脉平而死[1]者，何谓也？

然：诸十二经脉者，皆系于生气之原[2]。所谓生气之原者，谓十二经之根本也[3]，谓肾间动气[4]也。此五脏六腑之本，十二经脉之根，呼吸之门[5]，三焦之原[6]。一名守邪之神[7]。故气[8]者，人之根本也，根绝则茎叶枯矣。寸口脉平而死者，生气独绝于内也。

【注释】

[1] 寸口脉平而死：指寸口脉的寸部脉象没有显著的异常，类似于平脉，而尺部脉却有显著的异常变化，提示病情危重，故曰"死"。此处的"平"脉，是相对之辞，指寸部脉与有相当明显改变的尺部脉比较而言，其病理特点不显著，故谓之"平"。

[2] 皆系（jì记）于生气之原：指手足三阴三阳、十二经脉均联属于下焦元气这一生命之根源。《难经经释》曰："系，连属也。"生气，即原气，又谓元气、真元之气，《内经》称之为"真气"，由于其为人体所得以生存之气，故曰"生气"。原，本原、根源的意思。原，指下文的"肾间动气"。

[3] 谓十二经之根本也：孙鼎宜注："'谓

十'八字疑衍文。《脉经》卷四第一'谓'上有'非'字，亦不可通。"可参。

[4] 肾间动气：指两肾之间所藏的真气，是命门之火的体现。人体五脏六腑、十二经脉、四肢百骸之气及三焦的气化活动，均赖之以鼓动、激发。实乃指肾所藏的真元之气。

[5] 呼吸之门：指肾间动气是主宰呼吸运动的关键。门，门户，引申为事物的关键。

[6] 三焦之原：指肾间动气是三焦气化活动的动力源泉。

[7] 守邪之神：肾间动气是具有卫外御邪功能的正气。守，防御。神，指人体的正气。

[8] 气：即肾间动气。

【语译】八问：寸部脉虽然较正常，但是患者却死亡了。这是什么原因呢？

答：所有的十二经脉，都是以生气为维系的本原。所谓生气的本原，是十二经脉的根本，也就是两肾之间的动气。这是五脏六腑的本原，十二经脉的根本，呼吸功能的关键，三焦之气的源泉。所以说，人体的生气，是人的生命根本。如果树木的根本已经断绝，茎叶就会枯死。对于人来说，如果寸部脉虽然比较正常，但病人却死亡了，这是由于生气首先断绝于内的缘故。

【导读】本难在阐释"寸口脉平而死"的原理时，提出了"生气"和"肾间动气"的概念，着重强调了气在维持生命活动过程中的重要性。

1. "寸口脉平而死"的原理 本难开门见山地提出了"寸口脉平而死"的问

题，这里所说的"脉平"是指寸口脉的寸部脉象的病理特点不显著，貌似平脉，而寸口脉的尺部却有显著的病脉特点，因而预后较差，故曰"死"。出现这种寸口脉的尺脉、寸脉不一致的凶险脉象的原因在于"生气独绝于内也"。

在寸、关、尺与内脏配属中，两手尺部均属于肾，肾为人身元气之根，是生气之源，是肾间动气，为"五脏六腑之本，十二经脉之根，呼吸之门，三焦之原"，是生命的源泉。从发病学角度看，肾间动气又是抵御外邪之正气，有"守邪之神"之论，所以尺部脉出现了显著的病脉征兆，即或两手寸脉貌似无病之脉，也提示了肾元不足，生命将绝，故有死亡之危险。原文以树木的根干与茎叶的关系为喻，进一步阐述肾中所藏元气在生命活动中的重要意义。

2. 生气与肾间动气的含义和重要性 何谓生气？生气即维持人体生命活动的动力源泉，为"五脏六腑之本，十二经脉之根，呼吸之门，三焦之原"，五脏六腑及其功能赖此以濡养和激发，十二经脉之气血赖此以产生、推动和维系，呼吸赖此以维持出纳，三焦赖此以气化，两手尺脉赖此以推动，故又称其为"守邪之神"，是人体抵御外邪的守护神。由于生气源于肾中精气，因而本难指出"所谓生气之原者……谓肾间动气"，即生气就是"肾间动气"，又叫"原气"。如果此气不足，那么两尺脉无根，犹如无根之木一样必死无疑，这与《素问·三部九候论篇》中所说的"中部之候虽独调，与众脏相失者死"的基本精神一致。

九难　论脉象迟数与脏腑病性

【原文】九难曰：何以别知脏腑之病耶？

然：数[1]者，腑也；迟[2]者，脏也。数则为热，迟则为寒。诸阳为热，诸阴为寒，故以别知脏腑之病也。

【注释】

[1] 数（shuò 朔）：脉象名，即数脉。指脉来一呼一吸 5~6 次，相当于 1 分钟 90 次以上。

[2] 迟：脉象名，即迟脉。指脉来一呼一吸不足 4 次，相当于每分钟 60 次以下。

【语译】九问：怎样根据脉象来判断并辨别脏腑的疾病呢？

答：数脉主六腑病，迟脉主五脏病；数脉主热证，迟脉主寒证。凡出现属阳数脉的就是热证，凡出现属阴迟脉的就是寒证。因此，根据脉象的变化就可以辨别脏腑的寒热病证。

【导读】本难继第八难论述肾间动气与脉象的关系之后，就脏腑与脉象的关系，以迟数脉为例，论述了寸口诊脉辨别脏腑病变的基本思路。

1. 辨别脏腑病变的基本方法　《难经》在寸口诊脉中十分重视阴阳学说的应用，将划分阴阳的标准，延伸到分析多种脉象的主病之中。阴阳学说认为凡温热、躁动、数疾、向外向上者为阳，寒凉、安静、迟缓、向下向内者为阴。脏腑之中，脏为阴，腑为阳；数为阳，迟为阴；寒为阴，热为阳。本难在对脏腑病变进行辨别时充分运用了这一基本方法。

2. 脉象迟数与脏腑病性　本难主要以脉象的迟数，辨别脏腑病症的寒热性质。因为脏属阴，腑为阳；阴盛则寒，所以原文说"诸阴为寒"，故其脉迟；阳盛则热，所以原文说"诸阳为热"，故其脉数。原文所说的"数者腑也"，实指脏腑阳热证之脉数；"迟者脏也"，实指脏腑阴寒证之脉迟。但腑病多见实热证，脏病多见虚寒证。故迟脉主脏病、阴证；数脉主腑病、阳证。与《素问·太阴阳明论篇》"阳遂实、阴遂虚"精神一致。

十难 论一脏十脉

【原文】十难曰：一脉为十变[1]者，何谓也？

然：五邪刚柔相逢之意[2]也。假令心脉急[3]甚者，肝邪干[4]心也；心脉微急者，胆邪干小肠也；心脉大甚者，心邪自干心也[5]；心脉微大者，小肠邪自干小肠也；心脉缓甚者，脾邪干心也；心脉微缓者，胃邪干小肠也；心脉涩甚者，肺邪干心也；心脉微涩者，大肠邪干小肠也；心脉沉甚者，肾邪干心也；心脉微沉者，膀胱邪干小肠也。五脏各有刚柔邪，故令一脉辄[6]变为十也。

【注释】

[1] 一脉为十变：为，即有。指一脏的病理脉象可随病情演变而有十种不同的脉象。

[2] 五邪刚柔相逢之意：指脏腑阴阳的病邪彼此相传影响。五邪，指五脏、五腑的病邪。刚柔，即脏腑阴阳，刚为阳、为腑；柔为阴、为脏。相逢，即彼此影响。

[3] 急：脉象名，即急脉。指脉象急迫有力，似弦、紧之脉。但《难经集注》吕广作"弦"解，似是。

[4] 干：侵犯，干扰。

[5] 心邪自干心也：指心脏自病，非他脏他腑之邪所传而病者。

[6] 辄：副词，每每、往往、总是。

【语译】十问：一脏的脉象可以产生十种脉象变态。这其中的道理是怎样的呢？

答：这是概括举例说明了五脏五腑之邪相互影响、相互传变的情况。例如心脉急的脉象特点明显，是肝脏的病邪侵犯了心脏；心脉急的特点轻微，是胆的病邪侵犯了小肠。心脉大的特点明显，是心脏的病邪自犯于心；心脉大的特点轻微，是小肠的病邪自犯小肠。心脉缓的特点明显，是脾脏的病邪侵犯了心脏；心脉缓的特点轻微，是胃的病邪侵犯了小肠。心脉涩的特点明显，是肺脏的病邪侵犯了心脏；心脉涩的特点轻微，是大肠的病邪侵犯了小肠。心脉沉的特点明显，是肾脏的病邪侵犯了心脏；心脉沉的特点轻微，是膀胱的病邪侵犯了小肠。因为五脏都受脏腑病邪相互传变的影响，所以每一脏的脉象常常会产生十种变化特点。

【导读】本难继第九难在寸口脉迟数辨别脏腑病变的方法基础上，承接第九难的问题，以心脉变化为例，根据心脉的十种变化，说明其所主脏病与腑病，以及脏腑病变的传变规律和相互影响；并列举心脉急、大、缓、涩、沉的变化程度不同，可以作为辨别脏病、腑病的重要参考。

1. 一脏脉象的十种变态 本难曰"一脉为十变"，指一脏之脉的体象可以变化为十种脉之体象，以心为例，心脏脉象的十种变态：心脉急甚、心脉急微、心脉大甚、心脉微大、心脉缓甚、心脉微缓、心脉涩甚、心脉微涩、心脉沉甚、心脉微沉。急、大、缓、涩、沉既代表了脉象变化的程度，也代表了五脏的特异性脉象，心脏出现其他脏脉象的特征，且轻重有别，说明其他脏病变对心有不同程度的影响。以此类推，五脏之脉可变化产生出五十种脉之体象，说明脉象变化的复杂性。

2. "一脏十脉"的变化规律 心的一脏脉象有十种变态，既有其他每一脏的脉象特征，又均有"甚""微"两种程度，其中蕴含着哪些规律？本难指出："五脏刚柔相逢之意也。""五脏各有刚柔邪，故令一脉辄变为十也。"现将原文归纳如下（表2）。

表2 一脏脉象的十种变态（以心为例）

五脏常脉	五脏之邪干心	心脉之变	五腑之邪干小肠	心脉之变
心浮大而散	心邪自干心	大甚	小肠邪自干小肠	微大
肝弦而急	肝邪干心	急甚	胆邪干小肠	微急
脾中缓而大	脾邪干心	缓甚	胃邪干小肠	微缓
肺浮涩而短	肺邪干心	涩甚	大肠邪干小肠	微涩
肾沉濡而滑	肾邪干心	沉甚	膀胱邪干小肠	微沉

从表中所归纳的内容，我们可以清楚地发现，本难所言"五邪"是指来自五脏和五腑的病邪。以心为例，心脏出现的十种变态，是以脏腑相配，以脏为主的，每一脏与其相表里的腑之病邪影响到心，都会出现该脏的脉象特点，脏病干心病情深重，故脉象变化明显（甚），为两脏同病。腑病干心病情轻浅，故脉象变化较小（微），为脏腑同病。表明心脉的变化既能反映心之脏病，也能反映其他脏腑的病变，其他脏的脉象变化可以类推。这种寸口脉法辨病的方法，是根据脉的部位、形态、兼脉、变化程度等各个方面进行综合分析，以辨别脏腑病变的性质以及与其他脏腑的关系。

十一难　论脉律与脏气的关系

【原文】十一难曰：经[1]言，脉不满五十动而一止[2]，一脏无气者，何脏也?

然：人吸者随阴入[3]，呼者因阳出[4]。今吸不能至肾，至肝而还[5]，故知一脏无气者，肾气先尽[6]也。

【注释】

［1］经：据文义当指《灵枢·根结》。

［2］止：指脉搏的歇止、停顿。

［3］吸者随阴入：指吸入之气由上向下，入于肝肾，为肾所纳。阴，指在下的肝肾。

［4］呼者因阳出：呼出之气自下而上，由内向外，从口鼻而出。阳，指在上的心肺。

［5］至肝而还：指吸入之气不能深达于肾，为肾所纳，浅及至肝而返。

［6］尽：竭也。

【语译】十一问：医经上说：脉跳不满五十次而有歇止一次，这是一脏得不到精气的充养而出现该脏无生气的脉象特征。最先出现无气的脏究竟是哪一脏呢?

答：人在吸气时，气就会深入到肝肾的阴分；呼气的时候，气就会从心肺阳分而外出。现在吸气时气不能到达属阴的肾脏，只到达肝脏就返回于上，所以就知道是一脏没有了生气，这是肾脏得不到充养而其气率先衰竭了。

【导读】本难提出脉搏跳动不满五十次而歇止一次，是肾脏之气衰竭的表现，从而突出了呼吸与内脏的关系、脏气与脉搏的关系。

1. 呼吸和内脏的关系　呼吸与内脏是有密切关系的，呼吸过程虽然在肺中完成，但与心、肝、脾、肾皆有关，吸入之清气要随心脉的运行，并与脾转输的水谷精气结合成宗气，遍布于全身，供脏腑组织利用。五脏六腑在利用后将富余的吸入清气及水谷精气下归于肾，为肾所摄纳。在整个呼吸运动中，肺气的升降出入运动，还需肝主疏泄的调节，如此则五脏协调，肺的呼吸运动才能畅达有力。人之吸气过程，清气自外入内，人体的整体气机运动要随着肾之摄纳而下行。向内、向下者属阴，故原文曰"吸者随阴入"。当人呼气时，要借助心肺之气向上的运动作用，随肺气的宣发而自内向外、向上排。向外、向上属阳，故原文曰"呼者因阳出"。

2. 脏气和脉搏的关系　"不满五十动而一止，一脏无气者""故知一脏无气者，肾气先尽也"。明确指出了脏气的盛衰影响脉搏跳动，脉搏歇止是脏气衰竭，无力鼓动脉动而至寸口的结果。因脏腑之气根于肾，故脉搏歇止首先提示肾气衰竭，突出了肾气在生命活动中的重要作用，以及肾气与脉象的关系。

十二难　论五脏脉绝的虚实误治

【原文】十二难曰：经[1]言，五脏脉已绝[2]于内[3]，用针者反实其外[4]；五脏脉已绝于外，用针者反实其内。内外之绝，何以别之？

然：五脏脉已绝于内者，肾肝气已绝于内也，而医反补其心肺；五脏脉已绝于外者，其心肺气[5]已绝于外也，而医反补其肾肝。阳绝补阴，阴绝补阳，是谓实实虚虚[6]，损不足益有余。如此死者，医杀之耳。

【注释】

[1] 经：据文义当指《灵枢·九针十二原》。

[2] 五脏脉已绝：五脏中的某些脏气已经虚损不足。绝，虚损不足之意。

[3] 内：阴也。指下文之"阴"，即属阴的肝肾。

[4] 外：阳也。指下文之"阳"，即属阳的心肺。

[5] 气：原作"脉"，据《灵枢·九针十二原》"五脏之气，已绝于外"文，及上下文律，"脉"当作"气"字义胜，据改。

[6] 实实虚虚：即用补法治疗实证，用泻法治疗虚证。也即下文之"损不足益有余"。

【语译】十二问：医经上说，五脏的脉象反映脏气已经虚损，但是医生针刺治疗时反而补其外；五脏脉象反映脏气已经虚损于外，而医生针刺治疗时反而补其内。这种内、外虚损的病症，应当怎样区别呢？

答：五脏之脉已显示虚损于内的，是指肾肝的脏气已经虚损于阴，而医生反补其心肺；五脏之脉已损于外的，是指心肺的脏气已经虚损于阳，而医生反补肾肝。属阳的心肺虚损而反补属阴的肾肝，属阴的肾肝虚损而反补属阳的心肺，这就叫作补实泻虚，攻泻不足而补益有余。像这样导致病人死亡的，是医生的过失所造成的。

【导读】本难以心肺、肝肾别阴阳，分内外，辨实质，指出了治疗上发生"虚其所虚""实其所实"的原则性错误，强调临证一定要根据寸口脉象辨五脏虚实，然后再行补虚泻实之法的重要性。

1. 五脏脉阴阳内外虚实的辨别　本难据四难心肺俱浮、肾肝俱沉的阴阳脉法，论述从脉象可以辨别五脏病症的虚实。四难认为心肺俱浮，为阳；肝肾俱沉，为阴。因此，本难所谓五脏脉的内外，内指肝肾，外指心肺；五脏脉的虚实，应是心肺脉浮而无力为虚，肝肾脉沉而无力为虚；心肺脉浮而有力为实，肝肾脉沉而坚实为实。正如张介宾所说："脉口浮虚，按之则无，是谓内绝不至，阴气之虚也。脉口沉微，轻取则无，是谓外绝不至，阳气虚也。"只有确定了五脏疾病的虚实，才能正确地施以补虚泻实之法。

2. 五脏脉绝误治的原因 本难谓"实实虚虚，损不足益有余。如此死者，医杀之耳"，明确临证误治是医之过也。其原因有三：其一，定位不准。原文所说的"五脏脉已绝于内，用针者反实其外；五脏脉已绝于外，用针者反实其内。"此正是下文所言，病本在肝肾而反治心肺，病在心肺而医者反治其肝肾，此正反映了定位不准的失误。其二，虚实不明。原文明确地指出了医者之误还在于虚实之证的辨证不明。病本为虚，误用泻法，此即"虚虚""损不足"之误；病本为实，反用补法，此即"实实""益有余"之失。其三，阴阳不辨。"阳绝补阴、阴绝补阳"，即未辨清阴阳哪一方的虚损。

正因为医者诊脉不精，不能凭脉以辨五脏之虚实，才产生了定位不确，虚实不明，阴阳不辨之过，最终导致治疗上的失误，触犯了医家"虚虚实实"之大戒，所以越人警告曰："如此死者，医杀之耳。"

十三难　论色脉尺肤诸诊合参

【原文】十三难曰：经[1]言，见其色而不得其脉，反得相胜之脉[2]者，即死，得相生之脉[2]者，病即自已。色之与脉当相参相应，为之奈何？

然：五脏有五色，皆见于面，亦当与寸口、尺内[3]相应。假令色青，其脉当弦而急；色赤，其脉浮大而散；色黄，其脉中缓而大；色白，其脉浮涩而短；色黑，其脉沉濡而滑。此所谓五色之与脉，当参相应也。脉数，尺之皮肤亦数[4]；脉急，尺之皮肤亦急[5]；脉缓，尺之皮肤亦缓[6]；脉涩，尺之皮肤亦涩[7]；脉滑，尺之皮肤亦滑[8]。

五脏各有声、色、臭、味[9]，当与寸口、尺内相应，其不应者病也。假令色青，其脉浮涩而短，若大而缓为相胜；浮大而散，若小而滑为相生也。经[10]言知一[11]为下工，知二[11]为中工，知三[11]为上工。上工者十全[12]九，中工者十全七，下工者十全六。此之谓也。

【注释】

[1] 经：据文义当指《灵枢·邪气脏腑病形》。

[2] 相胜之脉，相生之脉：这是运用五行生克理论说明五脏疾病的色脉关系。五色的五行属性分别是青属木、赤属火、黄属土、白属金、黑属水；五脉的五行属性分别是弦脉属木、洪脉（即钩脉）属火、缓脉（也谓代脉）属土、浮脉（也曰毛脉）属金、沉脉（也谓石脉）属水。所谓相胜之脉，指任何一种病色，若见到脉与色在五行关系中表现为相克关系则为"相胜（即相克）之脉"，若表现为相生关系则为"相生之脉"。

[3] 尺内：指尺肤诊法，即通过观察、触按、抚摸腕肘之间脉动大小、缓急、滑涩、坚脆及皮肤温度变化了解疾病的寒热、虚实、表里及脏腑身形的病变。

[4] 尺之皮肤亦数：数，当为"热"字之误。

[5] 尺之皮肤亦急：指尺内皮肤拘急紧绷。

[6] 尺之皮肤亦缓：指尺内皮肤松软弛缓。

[7] 尺之皮肤亦涩：指尺内皮肤滞涩。

[8] 尺之皮肤亦滑：指尺内皮肤滑利润泽。

[9] 声、色、臭（xiù 嗅）、味：指五声（呼、笑、歌、哭、呻）、五色（青、赤、黄、白、黑）、五嗅（臊、焦、香、腥、腐）、五味（酸、苦、甘、辛、咸）。

[10] 经：上古文献，无所考。

[11] 知一、知二、知三：三，指色诊、寸口脉诊、尺脉诊三种诊病方法。能掌握其中一种者称为"知一"，是下工的水平；能掌握其中两种者，称为"知二"，是中工的水平；对三种诊

法都能熟练掌握的人称为"知三"，是上工的水平。知，此指通晓并能熟练地运用诊断方法。

[12] 全：通"痊"，病愈也。

【语译】 十三问：医经上说，看到病人所表现的面色而得不到与其相应的脉象，反而出现与面色相克的脉象时，就可能是病情严重的死候；若出现与面色相生的脉象时，疾病就可能自然痊愈。诊病时要将色诊与脉诊相互参照对比，这究竟应如何运用呢？

答：五脏有五种颜色，都会反映于面部，同时也应当和寸口的脉象以及尺肤的变化相适应。假如患者面见青色，脉象应当表现为弦而急；面见赤色，脉象应当表现为浮而散；面见黄色，脉象应当表现为缓而大；面见白色，脉象应当表现为浮涩而短；面见黑色，脉象应当表现为沉濡而滑，这就是所说的五色分别与脉象相应的情况，脉象与尺肤表现也应当对应。如脉呈数象，尺肤的皮肤应该发热；脉呈急象，尺肤的皮肤应该拘紧绷急；脉呈缓象，尺肤的皮肤应该松弛；脉呈涩象，尺肤的皮肤应该涩滞；脉呈滑象，尺肤的皮肤应该润滑。

五脏分别有不同的声音、色调、臭气、滋味，这些情况也都应当和寸口脉象及尺肤部的表现相一致，如果不一致就属于表病的现象。假如患者面见青色，脉象浮涩而短，是为脉克色；或者脉大而缓，属色克脉，都是相胜关系。前者为金胜木，后者为木胜土。如果脉象浮大而散，是色生脉，如果脉小而滑，是脉生色，两者都是相生关系。前者是木生火，后者为水生木。医经上说：对于望色、诊脉、察尺肤这三种诊病方法，如果只掌握其中一种诊法的医生是技术水平差的下工，能掌握其中两种诊法的医生是技术一般的中工，能全面掌握这三种诊法的医生是技术优秀的上工。上工医治十人可使九人痊愈，中工医治十人可使七人痊愈，下工医治十人只使六人痊愈。这些就是指运用上述诊断法而言。

【导读】 本难开端即引《灵枢·邪气脏腑病形》"见其色而不得其脉，反得其相胜之脉，则死矣；得其相生之脉，则病已矣"之论，提出了色脉相应诸诊合参的问题，然后具体论述了色脉相应、尺脉相应，以及声、色、臭、味与寸口的相应关系，云"不应者病也"，并运用五行生克乘侮机制分析其相生相克关系，指导对疾病预后的判断。对《内经》诸诊合参的诊法思想做了充实和发挥。

1. 寸口与色、尺、声、色、臭、味的相应关系 本难曰："五脏有五色，皆见于面，亦当与寸口、尺内相应。"接着分别论述了五色与寸口、寸口与尺肤的对应关系，然后指出："五脏各有声、色、臭、味，当与寸口、尺内相应，其不应者病也。"提示前面所述色脉、脉尺相应仅是示范而言，除上述相应表现外，五脏与五声、五臭、五味等也有相应关系，诸项相应为常，不相应为病。现将其内容归纳如下（表3）。

表 3　五脏与脉、尺、声、色、臭、味的对应关系

五行		木	火	土	金	水
五脏		肝	心	脾	肺	肾
色脉相应	五色	青	赤	黄	白	黑
	脉象	弦而急	浮大而散	缓而大	浮涩而短	沉濡而滑
脉尺相应	脉象	急	数	缓	涩	滑
	尺肤	急	热	缓	涩	滑
五声		呼	笑	歌	哭	呻
五臭		臊	焦	香	腥	腐
五味		酸	苦	甘	辛	咸

2. 疾病预后的判断　本难运用五行理论，分析色脉、尺诸方面所表现之象，判断疾病预后，云："假令色青，其脉浮涩而短，若大而缓为相胜；浮大而散，若小而滑为相生也。"认为相生者为顺，相克者为逆。顺者病轻，易愈，预后良好；逆者病重，预后不良。

3. 诸诊合参的意义　疾病是复杂的，疾病所表现出的病理之象往往是多层次、多方位的，而诊断疾病的手段和方法也是多种多样的，医生必须全面掌握这些诊法以"诸诊合参"，才不至于误诊误治，因此，本难以能否全面掌握多种诊法作为判断医生诊疗水平的依据，因而引用《灵枢·邪气脏腑病形》之旨，云"知一""知二""知三"分别为"下工""中工""上工"。上工者能够熟练运用多种诊法，达到十人九愈的疗效，强调诸诊合参的重要性，与《内经》诊法思想一脉相承。

十四难　论脉率损至的主病和治疗

【原文】十四难曰：脉有损至[1]，何谓也？

然：至之脉，一呼再至曰平[2]，三至曰离经[3]，四至曰夺精[4]，五至曰死[5]，六至曰命绝[6]，此至之脉也。何谓损？一呼一至曰离经[3]，再呼一至曰夺精[4]，三呼一至曰死[5]，四呼一至曰命绝[6]，此损之脉也。至脉从下上，损脉从上下[7]也。

损脉之为病奈何？

然：一损损于皮毛，皮聚而毛落[8]；二损损于血脉，血脉虚少，不能荣于五脏六腑；三损损于肌肉，肌肉消瘦，饮食不能为肌肤[9]；四损损于筋，筋缓不能自收持[10]；五损损于骨，骨痿不能起于床。反此者，至脉之病也。从上下者，骨痿不能起于床者死；从下上者，皮聚而毛落者死。

治损之法奈何？

然：损其肺者，益其气；损其心者，调其荣卫；损其脾者，调其饮食，适其寒温；损其肝者，缓其中[11]；损其肾者，益其精。此治损之法也。

脉有一呼再至，一吸再至；有一呼三至，一吸三至；有一呼四至，一吸四至；有一呼五至，一吸五至；一呼六至，一吸六至；有一呼一至，一吸一至；有再呼一至，再吸一至；有呼吸再至[12]。脉来如此，何以别知其病也？

然：脉来一呼再至，一吸再至，不大不小曰平。一呼三至，一吸三至，为适得病[13]。前大后小[14]，即头痛、目眩；前小后大[14]，即胸满、短气。一呼四至，一吸四至，病欲甚，脉洪大者，苦烦满；沉细者，腹中痛；滑者，伤热；涩者，中雾露。一呼五至，一吸五至，其人当困[15]，沉细夜加，浮大昼加[16]，不大不小，虽困可治，其有大小者，为难治[17]。一呼六至，一吸六至，为死脉也，沉细夜死，浮大昼死。一呼一至，一吸一至，名曰损，人虽能行，犹当着床[18]，所以然者，血气皆不足故也。再呼一至，再吸一至，呼吸再至，名曰无魂[19]，无魂者当死也，人虽能行，名曰行尸[20]。

上部有脉，下部无脉[21]，其人当吐，不吐者死。上部无脉，下部有脉，虽困无能为害[22]。所以然者，譬如[23]人之有尺，树之有根，枝叶虽枯槁，根本将自生。脉有根本，人有元气，故知不死。

【注释】

[1] 损至：指脉率的减少或增加。脉率少于常人之脉者，为损脉；脉率多于常人之脉者，为至脉。损，减少；至，众多，增加。

[2] 一呼再至曰平：指一呼脉动两次、一吸脉动两次者为常脉。再，两次。至，此处作"到""来"解，即脉应指下。

[3] 离经：指脉率悖离正常人的脉率。经，正常的规律。

[4] 夺精：指精气严重耗散。

[5] 死：此指病情严重，预后不良。

[6] 命绝：生命之气竭绝。

[7] 至脉从下上，损脉从上下：言疾病传变顺序。指至脉之病，随着脉搏至数的增加，病变由下向上传变，从肾至肺；损脉之病，随着脉搏至数的减少，病变由上向下传变，从肺至肾。

[8] 皮聚而毛落：指出现皮肤皱缩，毛发脱落的病理表现。

[9] 饮食不能为肌肤：指脾受损而失于运化，水谷精微不能营养肌肤，所以肌肉消瘦。

[10] 筋缓不能自收持：筋病则肢体运动失灵，不能做随意运动。收，指肢体收拢，收缩；持，支撑。

[11] 缓其中：用甘味之药以缓和其里急。

[12] 有呼吸再至：丁锦所著《难经阐注》之"呼吸再至"作"呼吸不至"。滑寿注："其曰呼吸再至，即一呼一至，一吸一至之谓，疑衍文也。"可参。

[13] 为适得病：指刚刚得的病，即新病。适，副词，刚刚，方才。

[14] 前大后小、前小后大：前、后，指关脉前部之寸脉，后部的尺脉。大、小指脉象大，指脉浮大；小，指脉沉细。

[15] 困：病情加剧而危重。

[16] 沉细夜加，浮大昼加：若脉现沉细，则病情多在夜间加重。若脉浮大，病情多白天加重。加，指病情加剧。

[17] 其有大小者，为难治：指病人的脉象有浮大沉细不齐现象时，是病情极其严重的难治表现。

[18] 犹当着床：指病人应当卧床休息。

[19] 无魂：即失神。

[20] 行尸：病至濒死阶段，虽然尚能活动，但其根本已绝，犹如行走的尸体一样。

[21] 上部有脉，下部无脉：指寸部有脉，尺部无脉。此处有脉、无脉有两种情况：一指寸部出现有邪之脉，尺部未出现病邪之脉，那是病位在上，所以曰"其人当吐"。二指寸部尚有脉动，但尺部已无脉动，为肾中元气衰竭，故曰"不吐者死"。

[22] 上部无脉，下部有脉，虽困无能为害：指寸部无脉动，尺部尚有脉动，说明肾中元气未绝，脉尚有根，病虽危重，但不至于死亡，故曰"虽困无能为害"。

[23] 譬如：滑寿注："譬如二字，当在'人之有尺'下。"可从。

【语译】 十四问：脉象中有至脉和损脉。它们情况是怎样的呢？

答：一呼脉跳两次（一吸脉跳两次）的脉称为平脉。在脉率快的一类脉象中，人一呼脉跳三次（一吸脉也跳三次）的称为离经脉；一呼脉跳四次（一吸脉也跳四次）的称为夺精脉；人一呼脉跳五次（一吸脉也跳五次）的称为死脉；人一呼脉跳六次（一吸脉也跳六次）的称为命绝脉。这些都是脉率快的一类情况。什么是损脉呢？人一呼脉跳一次（一吸脉也跳一次）的称为离经脉；人二呼脉跳一次（二吸脉也跳一次）的称为夺精脉；人三呼脉跳一次（三次吸脉也跳一次）的称为死脉；人四呼脉跳一次（四吸脉也跳一次）的称为命绝脉。这些就是损脉的情况。至脉所主的病是由肾到肺，从下向上传变；损脉所主的病是由肺到肾，由上向下传变。

问：损脉所主的病症情况是怎样的呢？

答：第一损是损害肺主皮毛的功能，症见皮肤皱缩，毛发脱落；第二损是损伤心主血脉的功能，病见脉中营血虚少，不能正常的营养五脏六腑；第三损是损伤脾主肌肉的功能，脾虚不运，症见肌肉消瘦，这是由于饮食物的精微部分不能输布并营养于肌肉皮肤的缘故；第四损是损伤肝主筋的功能，肝血不足，筋失荣养而症见肢体弛缓，不能收缩和支撑；第五损是损伤肾主骨的功能，肾精不足，骨失充养，症见骨痿无力，卧床不起。与上述情况相反的就是至脉所主的病证。如果病从肺到肾，由上至下的传变，到了骨痿无力，不能传变的情况时，可见到皮肤皱缩、毛发脱落的症状，就是死亡的征兆。

问：治疗各种虚损病的方法是什么呢？

答：损伤肺的病，要用补气的方法治疗；损伤心的病，要用调和营卫的方法治疗；损伤脾胃的病，要调节饮食，饮食的寒热要适当；损伤肝的病，要用甘味的药物以和缓肝气的方法来治疗；损伤肾脏的病，就要用补益精气的方法治疗。这就是治疗各种虚损病的方法。

问：人的脉象有一呼跳动两次，一吸跳动两次；有一呼脉跳三次，一吸脉跳三次；有一呼脉跳四次，一吸脉跳四次；有一呼脉跳五次，一吸脉跳五次；有一呼脉跳六次，一吸脉跳六次。还有一呼脉跳一次，一吸脉跳一次；有两呼脉跳一次，两吸脉跳一次；有三呼脉跳一次，三吸脉跳一次；有一呼一吸脉跳两次。脉象的跳动有这些情况，怎样辨别不同脉象所主的病证呢？

答：脉象表现为人一呼脉跳两次，一吸脉跳两次，而且不大不小，是正常人的脉象。如果人一呼脉跳三次，一吸脉跳三次，这是刚刚发病。此时如果兼见寸脉大、尺脉小的情况，就会出现头痛、目眩；如果兼见寸脉小、尺脉大的情况，就会出现胸部胀满、呼吸短促。人一呼脉跳四次，一吸脉跳四次，病势危重，此时如果兼见脉象洪大的情况，会有烦躁满闷的病症；如果兼见沉细的脉象，就会有腹中疼痛；如果兼见滑脉，这是感受热邪的缘故；如果兼见涩脉，这是感受寒湿的临床表现。脉来人一呼跳动五次，一吸跳动五次，病情就已经相当严重，如果兼见沉细的脉象，提示病情会在夜间加剧；如果兼见浮大的脉象，提示病虽危重但还可以救治；如果出现了大小不一的脉象，那就难治了。人一呼脉跳六次，一吸脉跳六次，这是濒临死亡的脉象，此时如果兼见沉细脉，可能会在夜间死亡；如果兼见浮大的脉，就可能在白天死亡。人一呼脉跳一次，一吸脉跳一次，这就是损脉，病人虽然能暂时行走，但终究会发展到卧床不起的地步，这是由于气血两虚的缘故。人两呼脉跳一次，两吸脉跳一次，或者人一呼一吸脉跳两次，都叫无魂之脉，见到这种无魂之脉的人将濒临死亡，虽然能勉强行走，那也只能叫作"行尸"。

寸部有脉，尺部无脉时，病人应当会有呕吐症状，如果不出现呕吐症状，就是死脉。寸部无脉，尺部有脉，提示病情虽然严重，但不会有生命危险。之所以这样，是因为人的尺脉，就好像树木的根干一样，树木的枝叶虽然干枯了，但只要根干没有损伤，还会发芽生长。脉象有根本，说明病人元气尚存，所以不会死亡。

【导读】本难围绕脉率的损至，首先论述了损至脉的特征和主病；其次，概括性地论述了"五损"的治疗；第三，论述了脉率变化与疾病的传变和预后；第四，强调了尺部脉及其元气的重要性。

1. 损至脉的概念及分类 本难首先论述了平脉的概念，即"一呼再至曰平"，一吸再至亦曰平，以平脉为标准，以脉率变化的增加或减少，提出了至脉和损脉的概念，并将其分为"离经""夺精""死""命绝"四类（表4）。

表4 损至脉的分类

	离经	夺精	死	命绝
至脉	一呼三至 （一息六至）	一呼四至 （一息八至）	一呼五至 （一息十至）	一呼六至 （一息十二至）
损脉	一呼一至 （一息二至）	二呼一至 （二息二至）	三呼一至 （三息二至）	四呼一至 （四息二至）
预后	病情轻浅	精气损伤 病已入深	病情深重	病情危笃

此处所论的"至脉""损脉"分别有4种，分别用"离经""夺精""死""命绝"表示不同级别的"损至之脉"的不同预后。"离经"者，仅较常规之脉的脉率稍有偏离，病情轻浅；"夺精"者，精气损伤，病已入深；"死"脉者，指病已深重；"命绝"者，无论是四次呼吸脉动二至之"损脉"，还是一息脉动十二次之"至脉"，均属临终前的脉象。

2. 损至脉与疾病的传变规律 本难在论述了损至脉的特征后指出："至脉从下上，损脉从上下也。"言损至脉和疾病的传变规律，即至脉所主之病，随着脉搏至数的增加，病变由下向上传变，从肾开始向上，经肝、脾、心，至肺；损脉所主之病，随着脉搏至数的减少，病变由上向下传变，从肺开始向下，经心、脾、肝，至肾。

3. 损至脉的主病 本难对损脉、至脉的主病分别进行了论述，将损脉之主病分为五种，即"五损"；将至脉之主病分为四种，即一呼三至、一呼四至、一呼五至、一呼六至。

4. 五损的治疗

（1）肺损治法：肺者气之本，主宗气的生成。肺损日久，肺气虚，气化无力，无力将吸入之气与脾转输的水谷精气转化为宗气，全身得不到此气的营养而见气虚。故临证中当遵"损其肺者，益其气"的方法治之。

（2）心损治法：心者生之本，主身之血脉，人身营卫气血赖心脉之输送。营血虽由心所主，但需卫气之温煦、推动，所以心被损伤而不足，或运行不畅，当补益营卫气血，或者调气理血。此处之营卫，即指气血。故曰："损其心者，调其营卫。"

（3）脾损治法：损在脾即损肌肉，脾主运化水谷，化生气血津液，以营养脏腑，充养肌肉。脾主运化，脾伤的原因多由饮食失当而然，所以治疗脾损之法，重在饮食调养。如何"调其饮食"？一要饥饱适度，二要五味和调；三要饮食的冷热适宜（即"适其寒温"）。

（4）肝损治法：肝损必损筋，因肝藏血，主疏泄，主筋，性喜条达而恶抑郁，苦急而喜缓，损则见筋脉拘急挛缩或弛纵不服，所以在对肝病的治疗上，要本着"缓其中"的原则。用药时当遵《素问·脏气法时论篇》之"肝苦急，急食甘以缓之"的用药原则。

（5）肾损治法："损其肾者益其精"，肾主藏精，所藏之精来自于先天父母和后天饮食水谷之精。人在出生以后，肾中之精全赖后天脾胃运化的水谷之精的充养，才能完成其主藏精的功能。因此对肾被损伤而不足之证，当以补精为务。如何补精？《素问·阴阳应象大论篇》谓："精不足者，补之以味。"临证中当用厚味之品，方用六味地黄丸、左归丸加海参、鲍鱼汁、鹿角胶、龟甲胶、鱼鳔胶等血肉有情之品治之。

5. 脉率变化与疾病预后 本难根据脉率变化判断疾病预后发展的主要思路有以下几方面。

（1）据脉率快慢测预后。如损脉、至脉均有"离经""夺精""死""命绝"四种发展趋势及病情轻重的不同程度。

（2）根据脉象变化，判断疾病传变过程及预后吉凶。"至脉从下上，损脉从上下也"，又说："从上下者，骨痿不能起于床者死；从下上者，皮聚而毛落者死。"如果病人出现"至脉"是病从在上的肺脏传至下焦的肾，正如《卢经哀腺》解之曰："至脉从下而逆上，由肾而之肺也；损脉从上而下，由肺而之肾也。"之所以皆言"死"者，无论是由肺下传至肾，或肾上传至肺，均为五脏皆传尽，人以五脏为本，五脏皆伤，病情必至严重阶段，故曰"死"。

（3）根据脉象变化，判断病之久渐。原文说："一呼三至，一吸三至，为适得病。"所谓"适得病"，是指见此一息六至之数脉，提示热病刚发生。

6. 尺部脉的重要性 原文说："上部有脉，下部无脉，其人当吐，不吐者死。

上部无脉，下部有脉，虽困无能为害。"就十分明确地指出尺部脉有无之重要性。此处将尺部无脉分为两端：一为气机升降失常，脉气不通，所以病人当有呕吐之症，待其呕吐，邪从上越而去，邪去气机通，脉气自可还原，下部之脉自现，此为邪气实壅阻塞，不是脉离其根；二是下元虚损，气血极虚，以至于尺脉内绝不应，此为脉离其根，后世谓之无根之脉。

十五难　论四时五脏的平脉、病脉、死脉

【原文】十五难曰：经[1]言春脉弦，夏脉钩[2]，秋脉毛，冬脉石，是王脉[3]耶？将病脉也？

然：弦、钩、毛、石者，四时之脉也。春脉弦者，肝，东方木也，万物始生，未有枝叶，故其脉之来，濡弱而长，故曰弦。夏脉钩者，心，南方火也，万物之所茂，垂枝布叶，皆下曲如钩，故其脉之来[4]，来疾去迟[5]，故曰钩。秋脉毛者，肺，西方金也，万物之所终，草木华叶，皆秋而落，其枝独在，若毫毛也，故其脉之来，轻虚以浮，故曰毛。冬脉石者，肾，北方水也，万物之所藏也，盛冬之时，水凝如石，故其脉之来，沉濡而滑，故曰石。此四时之脉也。

如有变奈何？

然：春脉弦，反者[6]为病。

何谓反？

然：其气[7]来实强，是谓太过，病在外；气来虚微，是谓不及，病在内。气来厌厌聂聂[8]，如循榆叶曰平；益实而滑，如循长竿曰病；急而劲益强，如新张弓弦曰死。春脉微弦曰平，弦多胃少曰病，但[9]弦无胃气[10]曰死，春以胃气为本。

夏脉钩，反者为病。何谓反？

然：其气来实强，是谓太过，病在外；气来虚微，是谓不及，病在内。其脉来累累如环[11]，如循琅玕[12]曰平；来而益数，如鸡举足[13]者曰病；前曲后居，如操带钩[14]曰死。夏脉微钩曰平，钩多胃少曰病，但钩无胃气曰死，夏以胃气为本。

秋脉毛，反者为病。何谓反？

然：其气来实强，是谓太过，病在外；气来虚数，是谓不及，病在内。其脉来蔼蔼如车盖[15]，按之益大曰平；不上不下，如循鸡羽[16]曰病；按之萧索[17]，如风吹毛曰死。秋脉微毛曰平，毛多胃气少曰病，但毛无胃气曰死，秋以胃气为本。

冬脉石，反者为病。何谓反？

然：其气来实强，是谓太过，病在外；气来虚微，是谓不及，病在内。脉来上大下兑[18]，濡滑如雀之喙[19]曰平；啄啄连属，其中微曲[20]曰微病；来如解索[21]，去如弹石[22]曰死。冬脉微石曰平，石多胃气少曰病，但石无胃气曰死，冬以胃气为本。

胃者，水谷之海，主禀[23]，四时皆以胃气为本。是谓四时之变病，死

生之要会也。

脾者，中州[24]也，其平和不可得见，衰乃见耳。来如雀之啄[25]，如水之下漏[26]，是脾之衰见也。

【注释】

[1] 经：据文义似指《素问·平人气象论篇》。

[2] 钩：脉象名，即洪脉，喻洪脉来盛去衰之象。

[3] 王脉：四季的应时之常脉。

[4] 来：原无，据《增辑难经本义》及上下文律之，补。

[5] 来疾去迟：指脉来势急速，而去势迟缓。

[6] 反者：反常之脉，即与各季节应时之脉不一致的脉象。反，反常。

[7] 气：此指脉气。

[8] 厌厌聂聂：形容脉象轻缓柔和。厌厌，软弱貌；聂聂，柔和貌。

[9] 但：仅仅，只是。

[10] 胃气：脉学术语，指具冲和、从容之气象，为正气充沛、功能正常的表现。

[11] 累累如环：形容脉来连续不断，如环滚动。累累，连续不断。环，圆环，古指玉环。

[12] 琅玕（láng gān 郎肝）：光洁滑润的玉石。此处形容脉来应指滑利如珠的脉象特征。

[13] 如鸡举足：形容脉象数而坚实，如同鸡举足疾走的样子。

[14] 前曲后居，如操带钩：脉形前曲后直，好像手持革带之钩一样，失却和缓之象。居，同"倨"，指器物弯曲的形状，曲度较小，似钝角的为"倨"；操，持也；带钩，指古代用于将衣带挂在衣服上的钩子，形容脉来势弯曲而去势强硬棘手。

[15] 蔼蔼如车盖：形容轻按脉来轻盈，重按盛大有力。蔼蔼，盛大貌；车盖，古代置于车上的伞状车篷。

[16] 不上不下，如循鸡羽：形容脉来轻虚而滞涩之象，如同手指触摸鸡毛一样。不上不下，形容脉来滞涩不畅的特征；如循鸡羽，形容脉来轻虚，像手指触摸鸡身上的羽毛一样。循，抚也，按也。

[17] 萧索：指脉象无力。萧索，义消索。萧，通消。形容按之则脉动消失。相当于今之散脉。有消散、消失之意。

[18] 上大下兑（ruì 锐）：尖也，小也。指脉来轻按宽大，重按尖锐。兑，同"锐"。

[19] 喙（huì 惠）：鸟兽的嘴。此借鸟喙上大下小的特征，形容上大下锐之脉。

[20] 啄啄连属（zhǔ 煮），其中微曲：形容脉来连续，来盛去衰，好像鸟啄食一样。属，连续也。微曲，即微钩。指肾之病脉，微见心病之脉的微钩之象。

[21] 来如解索：形容脉来散乱，好像解乱的绳索一样。

[22] 去如弹（tán 谈）石：形容脉去急促坚实如石弹指。

[23] 禀（bǐng 丙）："禀"同"廪"，赐人谷食曰"禀"。此指胃具有将水谷精微供养全身的功能。

[24] 中州：古指豫州，后泛指中原，在此借以形容脾所居的中焦。

[25] 如雀之啄：形容脾气衰败时脉象坚硬而断续不定，好像雀鸟啄食的样子。

[26] 如水之下漏：指脉来如屋漏水般，时断时续不均匀，即后世所言"十怪脉"中的屋漏脉。

【语译】 十五问：在医经上说，春季的脉弦，夏季的脉钩，秋季的脉毛，冬季的脉石。这是与四季相应的旺脉呢？还是有病的脉象呢？

答：弦脉、钩脉、毛脉、石脉，分别

是与四季相应的旺脉。春季之所以表现为弦脉，是因为肝脏通应东方春升之气，五行属性为木。春季气温回升，万物开始生长，树木还没有生出枝叶，所以脉气来时，表现为濡弱而长，因此叫作弦脉。夏季之所以表现为钩脉，是因为心脏通应南方火热之气，五行属性为火。夏季气候炎热，万物生长茂盛，树木垂枝布叶，向下弯曲，好像革带的钩子一样，所以脉气来时表现为略快有力，去时略慢而脉力减弱，因此叫作钩脉。秋季之所以表现为毛脉，是因为肺脏通应秋天凉爽干燥的肃杀之气，五行属性为金。秋季是万物生长到了终极、将要收成的季节，草木的花叶，到了秋季就要枯萎凋落，只有枝条还单独存在，就像体毛一样，所以脉气来时，表现为轻虚而有浮象，因此叫作毛脉。冬季之所以表现为石脉，是因为肾脏通应北方严寒凛冽之气，五行属性为水。冬季是万物生机潜伏闭藏的时候，隆冬季节，水凝固成的冰像石块一样，所以脉气来时，表现为沉濡而兼滑利，因此叫作石脉。这些都是与四季相适应的脉象。

问：如果四季的脉象发生了变化，会怎样呢？

答：春季的应时脉象是弦脉，违反弦象特点的脉就是病脉。

问：什么是违反弦象特点的脉呢？

答：如果病人的脉气来时表现为坚实强硬，这是太过之脉，是病变在体表；如果脉气来时表现为虚弱微细，这是不及之脉，是病变在体内。如果脉气来时轻浮和缓，指下的感觉好像触摸到飘动的榆树叶

子似的脉叫作平脉；如果比正常的脉增强了坚实之感而带滑象，好像触摸长竹竿似的脉叫作死脉。因此，春季的脉微见弦象是正常的脉象，弦的特点多而和缓的胃气特征少的脉是病脉，只有弦的特点而毫无和缓之胃气特征的脉是死脉，因为春季的脉是以胃气为本的。

问：夏季的应时脉象是钩脉，违反钩象特点的脉就是病脉。什么是违反钩象特点的脉呢？

答：如果病人的脉气来时表现为坚实强硬的特点，就是太过之脉，是病变在体表；如果脉气来时表现为虚弱微细的特点，这是不及之脉，是病变在体内。如果脉气来时连续不断，如环滚动，指下的感觉滑利如珠的脉叫作平脉；脉象数而坚实，如同鸡举足疾走似的样子叫作病脉；脉形前曲后直，好像手持革带之钩一样，失却和缓之象叫作死脉。因此，夏季的脉微见钩象是正常的脉象，钩的特点多而和缓的胃气特征少的脉是病脉，只有钩的特点而毫无和缓之胃气特征的脉是死脉，因为夏季的脉是以胃气为本的。

问：秋季的应时脉象是毛脉，违反毛象特点的脉就是病脉。什么是违反毛象特点的脉呢？

答：如果病人的脉气来时表现为坚实强硬的特点，就是太过之脉，是病变在体表；如果脉气来时表现为虚弱微细的特点，这是不及之脉，是病变在体内。如果脉气来时轻按轻盈，重按盛大有力叫作平脉；脉来轻虚而有滞涩之象，如同手指触摸鸡毛一样叫作病脉；脉象无力，按之则

脉动消失的叫作死脉。因此，秋季的脉微见毛象是正常的脉象，毛的特点多而和缓的胃气特征少的脉是病脉，只有毛的特点而毫无和缓之胃气特征的脉是死脉，因为秋季的脉是以胃气为本的。

问：冬季的脉象应该显现石象，违反石的特点之脉就是病脉。什么是违反石象特点的脉呢？

答：如果病人的脉气来时有坚硬强实的特点，就是太过之脉，是病变在体表；如果病人的脉气来时有虚弱微细的特点，就是不及之脉，是病变在体内；脉气有来大去小特点，脉形濡滑，好像鸟嘴似的脉叫平脉；连续不断，微显钩脉特点，好像鸟啄食一样就是病脉；如果脉气来时好像解乱的绳索，去时好像用手指弹石的脉叫死脉。冬季的脉微显石象的叫平脉，石的特点多而和缓胃气特点少的脉叫病脉，只有石的特点而毫无和缓胃气特点的脉是死脉，因为冬季的脉是以胃气为根本。

胃是五谷汇聚之处，主管供给人体的营养，四季的脉象都是以胃气为根本，这就是说胃气的多少有无，是决定四时平脉、病脉、死脉的关键。

脾居于中焦，其脉象正常和缓时，一般没有特殊的特点表现于外，脾气衰弱时在脉象上才有特点表现出来。脉来像雀鸟啄食，像房屋的滴水，这是脾气衰弱时所表现的脉象。

【导读】本难承《内经》"四变之动，脉与之上下"（《素问·脉要精微论篇》）的脉学思想，论述了五脏之气应四时的脉象及其认识方法，阐述了五脏四时的平脉、病脉、死脉的判定标准和体象特征，突出了脾胃之气在脉学形成中的重要地位。

1. 五脏之气应四时的脉象及其认识方法　本难首先明确指出"弦、钩、毛、石者，四时之脉也"，即春脉弦、夏脉钩、秋脉毛、冬脉石，是四时应时之常脉，也即四时主脉。然后运用取象比类的认识方法，论述了四时常脉的形成机制。弦、钩、毛、石是四时的当令常脉，弦乃肝的应时脉象，因为肝在五行属木，应春季，春季阳气始生，万物复苏，树木生长但未生叶，人体脉象相应地柔软而长，类琴弦，故"春脉弦"；钩乃心的应时脉象，心在五行属火，与夏季相通应，夏季阳气旺盛，万物生长繁茂，绿叶成荫，枝头硕果低垂，枝叶向下弯曲似钩，人体之脉因盛阳外趋而疾速有力，回落缓慢而脉力减弱，故"夏脉钩"；毛为肺之应时之脉，肺在五行属金，与秋季相应，秋季阳气始衰，阴气渐长，万物生长之极，草木皆在此时枯落，其树枝独存，形如毫毛，人之脉象也如毫毛般轻虚而有浮象，故曰"秋脉毛"；石为肾之应时之脉，肾在五行属水，与冬季相应，冬季阴气盛长，气候严寒，水冰如石，人体之脉沉濡而滑，故曰"冬脉石"。可见，本难认为人体气血活动随着四时气候寒热温凉的变化而发生着相应的生理变化，脉象上表现出了春弦、夏钩、秋毛、冬石的体象特征，充分体现了"天人相应"的整体观。

2. 四时五脏的平脉、病脉和死脉 本难提出了判定四时五脏的平脉、病脉、死脉的标准，形象描述了四时五脏正常和异常脉象的体象特征。

（1）四时五脏平脉、病脉和死脉的判定标准：据原文归纳如下（表5）。

表5 四时五脏的平脉、病脉和死脉

脉象	肝	心	肺	肾
平脉	春脉微弦	夏脉微钩	秋脉微毛	冬脉微石
病脉	弦多胃气少	钩多胃气少	毛多胃气少	石多胃气少
死脉	但弦无胃气	但钩无胃气	但毛无胃气	但石无胃气

本难在论述每一脏的脉象时，均以各脏的应时之脉为核心，以胃气的多少和有无为依据作为判定平脉、病脉、死脉的标准，指出在每一季节所见到的脉象如果是该季节的应时之脉，那么，有胃气者为平脉，少胃气者为病脉，无胃气者为死脉，强调脉"以胃气为本"，说明胃气是形成脉象的重要物质基础。这是因为"胃者，水谷之海，主禀""脾者，中州也"。脾胃是五脏六腑所需营养物质的源泉，是生命活动赖以生存的根本，脉象这一生命现象，毫无例外地要依赖胃气所输转的精气进行维系，这也就是文中反复强调脉以胃气为本的道理所在。

（2）四时五脏平脉、病脉和死脉的体象特征：本难用生动、形象的语言分别描述了四时五脏平脉、病脉和死脉的体象特征，如"气来厌厌聂聂，如循榆叶曰平；益实而滑，如循长竿曰病；急而劲益强，如新张弓弦曰死"等，以昭示人们把握每类脉象的方法，为后世脉象的客观化研究提供了思路。

本难还在论述每一脏的脉象特征时，将病脉分为太过、不及二大类，曰"其气来实强，是谓太过""气来虚微，是谓不及"。脉象太过，即坚实强硬有力，主"病在外"；脉来不及，即虚弱无力，主"病在内"，提纲挈领地指明了以脉象特征判定病位。

3. 脾脉"平和不可得见"则"衰见"的机制 四时之脉中，心、肝、肺、肾之平、病、死脉皆见而独不见脾之四时脉象，这是什么缘故呢？论中言胃亦及于脾，因为脾胃之脉为和缓之象，反映在各个季节以及每个脏腑的脉象之中，所以脾胃无病之时，其脉已体现在各脉之中，故曰"平和不可得见"。可是脾胃衰弱不足之时，其转输的水谷精气不足，脉亦失其充养，各脉的和缓之象衰减，这也是脾胃不足的脉象特点，故曰"衰乃见耳"。

十六难　论五脏病脉与内证外证

【原文】十六难曰：脉有三部九候[1]，有阴阳[2]，有轻重[3]，有六十首[4]，一脉变为四时[5]，离圣久远，各自是其法[6]，何以别之？

然：是[7]其病，有内外证[8]。

其病为之奈何？

然：假令得肝脉，其外证：善洁[9]，面青，善怒；其内证：齐左有动气[10]，按之牢若痛[11]；其病四肢满[12]，闭癃[13]，溲便难，转筋[14]。有是[15]者肝也，无是者非也。

假令得心脉，其外证：面赤，口干，喜笑[16]；其内证：齐上有动气，按之牢若痛；其病：烦心，心痛，掌中热而哕[17]。有是者心也，无是者非也。

假令得脾脉，其外证：面黄，善噫[18]，善思，善味[19]；其内证：当齐有动气，按之牢若痛；其病：腹胀满，食不消，体重节痛，怠堕嗜卧，四支[20]不收。有是者脾也，无是者非也。

假令得肺脉，其外证：面白，善嚏，悲愁不乐，欲哭；其内证：齐右有动气，按之牢若痛；其病：喘咳，洒渐[21]寒热。有是者肺也，无是者非也。

假令得肾脉，其外证：面黑，善恐欠；其内证：齐下有动气，按之牢若痛；其病：逆气，小腹急痛，泄如下重[22]，足胫寒而逆[23]。有是者肾也，无是者非也。

【注释】

[1] 三部九候：指寸口脉的寸、关、尺三部，每部又有浮、中、沉三候，三部共九候，故谓"三部九候"（详见第十八难）。

[2] 阴阳：指寸口脉象的阴阳属性。所指有二：一指脉位的阴阳，即关前的寸部脉为阳，关后的尺部脉为阴（详见第二难）；二指脉之浮沉、长短、滑涩之阴阳（详见第四难）。

[3] 轻重：谓诊脉时指力有轻（浮取）、有重（沉取）。实质是言诊脉时医生指下力量的运用。

[4] 六十首：指三阴三阳六气脉各旺六十日（详见第七难）。

[5] 一脉变为四时：《难经会通》："一脉，谓胃气也。变为四时者，遇春、夏、秋、冬而变见弦、钩、毛、石也。"又《难经讲义》烟注曰："一脉变为四时，即十四难之四时脉。"又，《八十一难经集解》郭注："细核'一脉'句，既与'有六十首'上下文义不属，亦非'脉有三部九候'各句之总结，显系有误。"诸说互参，黄注未得。

[6] 离圣久远，各自是其法：距离创立这些脉法理论的古代圣人已经很久远了，各人都认为

自己的诊法正确，没有统一标准。

[7] 是：当作"视"，音同而误。

[8] 内外证：证，证据。指疾病的症状。证，后世作"症"。

[9] 善洁：凌耀星注："言容易发生筋脉眴动或肢体搐搦等症状。'洁'即'絜'，通'挈'，'挈'为'瘈'的省字，'瘈'通'瘲'，译为抽搐、眴动等症状。"又，《八十一难经集解》孙鼎宜曰："洁，病名也。后世不知。宋人说部书，载米芾有洁癖。今世之所谓性独，动见尤人者，即此类。"又，马莳曰："胆为清净之府，而肝与胆相为表里，故从而善洁也。"按：善洁，即今之心理障碍性疾病之"洁癖"。

[10] 齐左有动气：指脐的左侧有搏动感。齐，通"脐"。左，左侧。与下文的"上""下""右""当齐"等部位，均与肝、心、肾、肺、脾所应五方的思路一致。人体上下左右与五方的关系是：左东（木）、右西（金）、上南（火）、下北（水）、中央为土。故肝病脐左有搏动感，心病脐上有搏动感，肺病脐右有搏动感，肾病脐下有搏动感，脾病当脐（居中）有搏动感。

[11] 按之牢若痛：牢，坚硬固定。若，而。

[12] 四肢满：《八十一难经集解》郭注："按'四'字衍。'肢'应作'支'。'支'与'楮'同。《广雅·释言》：'楮，柱也。'肝气作胀，其胸胁间若有物支柱于中，而为之满，故曰支满。《甲乙》卷九《肝受病及卫气留积发胸胁满痛》第四云：'胸胁楮满者十见，胁下支满者一见。'则其义可见。否则，四肢胀满与肝病何涉耶？"颇胜，可从。

[13] 癃：《难经本义》作"淋"。《八十一难经集解》丹波元胤曰："癃义与淋同。《本草经》《内经》皆用'癃'字。《素问·奇病论》王注：'癃，小便不得也。溲，小便也。'此闭癃句，是言小便苦闭若淋涩。虞注：'癃溲，小府涩也。便难，大府所注难也。'误。"

[14] 转筋：症状名，指肢体筋脉牵掣拘挛，如扭转急痛。

[15] 是：指示代词，这，这些。相当于"此"。以下例句均同。

[16] 喜笑：症状名，指患者常常不由自主地发笑。喜，犹"善"也。

[17] 哕（yè叶）：症状名，古有二义：一指呃逆，一指干呕。今多指前者。

[18] 噫：嗳气。《说文》："噫，饱食息也。"

[19] 善味：症状名，喜欢味道较浓郁的食物。

[20] 支：通"肢"。

[21] 洒（xiǎn险）淅：症状名，寒栗貌。

[22] 泄如下重：指泄泻伴有肛门重坠感。如，而。下重，排便时肛门重坠感。

[23] 足胫寒而逆：指自觉小腿以下寒冷而摸之冰凉。逆，寒冷也。

【语译】 十六问：诊脉有三部九候的方法，有辨别阴脉阳脉的方法，有指力轻重的方法，有六十首，有一脉随四时而变化等。这些古代医家的诊法距离现在已经很久远了，现在的医生们大多数都认为自己的诊脉方法是正确的。怎样才能辨别其中的是非呢？

答：诊察疾病，可以根据其内部和外部的症状作为证据进行辨别。

问：诊察疾病所表现的症状是怎样进行的呢？

答：假如诊得肝脏的病脉，病人的外部症状应当有洁癖，面色发青，容易恼怒；病人的内部症状可见脐的左侧有搏动感，用手触按时局部坚硬或压痛；病人的症状还有胁肋支撑胀满，小便癃闭或淋沥，大便排解困难，抽筋等。有这些症状的病就是肝病，如果没有这些症状就不是肝病。

假如诊得心脏的病脉，病人的外部症状有面色赤，口干，常常不由自主地笑；病人内部症状可见脐的上部有搏动感，用手触按时局部坚硬或压痛；病人的症状还有心中烦闷，心痛，手掌心发热而且呃逆。有这些症状的病就是心病，如果没有这些症状就不是心病。

假如诊得脾脏的病脉，病人的外部症状应当有面色黄，经常嗳气，好思虑，喜食有滋味的食物；病人的内部症状可见脐部有搏动感，用手触按局部坚硬或压痛；病人的症状还有腹部胀满，饮食不消化，身体困重，肢节疼痛，疲倦无力，嗜睡，四肢运动不灵便。有这些症状的病就是脾病，如果没有这些症状的

病就不是脾病。

假如诊得肺脏病脉，病人的外部症状就会有面色白，时常喷嚏，悲伤忧愁，常想哭泣；病人的内部症状会有脐的右侧搏动，用手触按局部时坚硬或压痛；病人的症状还有气、咳嗽、寒栗、发热等。有这些症状的病就是脾病，如果没有这些症状就不是脾病。

假如诊得肾脏的病脉，病人的外部症状就会有面色黑，易生恐惧，常常呵欠；病人的内部症状有脐的下部搏动，用手触按时局部坚硬或压痛，病人的症状还有气上逆，小腹拘急疼痛，大便溏泄而且有下坠感，小腿寒冷而且摸之冰凉。有这些症状的病就是肾病，如果没有这些症状就不是肾病。

【导读】本难继十五难所论的五脏病脉，论述了五脏病脉所主的外证和内证，对五脏辨证作了规范，并原则性地总结了诊脉方法的注意事项，首次运用了脐脉法。

1. 诊五脏病脉的方法　本难曰："脉有三部九候，有阴阳，有轻重，有六十首，一脉变为四时。"提示诊寸口脉，虽可以测知五脏六腑的病理变化、判断疾病的预后吉凶，但要注意与其他诊法的结合应用，如后文所言的脐诊法。在诊五脏病脉时还要注意辨别脉位的三部九候、脉象的阴阳属性和指力的轻重大小，以及十难所言的一脉十变之法（即六十首），以及脉象与四时的关系。只有综合分析，仔细诊察，才能准确把握五脏之病脉及其所主病证。

2. 五脏病脉所主病证　本难将五脏病脉所主病证分为外证和内证，分别进行了叙述，并强调指出："有是者"为相应内脏的病脉和病证，"无是者非也"，明确了各脏病脉特征加上述内证和外证便是该脏病证的鉴别要点。五脏病脉所主的外证，为视而可见者，如面色、神志或情志等；内证多为触而可得者，如动气、按之牢若痛等；其病多为言而可知的自觉症状，如四肢满、食不消、洒淅寒热、小腹急痛、泄如下重、足胫寒、心痛、烦心、腹胀满、溲便难等；也有一些客观表现，如喘咳、逆气、转筋等，现据原文归纳如下（表6）。

表 6 五脏病脉所主病证

五脏病脉	外证	内证		病证
肝之病脉	面青、善洁、善怒	脐左有动气	按之牢若痛	四肢满、闭淋、溲便难、转筋
心之病脉	面赤、口干、喜笑	脐上有动气		烦心、心痛、掌中热而哕
脾之病脉	面黄、善噫、善思、善味	脐中有动气		腹胀痛、食不消、体重节痛、怠惰嗜卧、四肢不收
肺之病脉	面白、善嚏、悲愁、不乐、欲哭	脐右有动气		喘咳、洒淅恶寒
肾之病脉	面黑、喜恐欠	脐下有动气		逆气、小腹急痛、泄如下重、足胫寒而逆

十七难　论脉证顺逆

【原文】十七难曰：经[1]言病或有死，或有不治自愈，或连年月不已，其死生存亡，可切脉而知之耶？

然：可尽知也。诊病若闭目不欲见人者，脉当得肝脉强急[2]而长，而反得肺脉浮短而涩者，死也。

病若开目而渴，心下牢[3]者，脉当得紧实而数，反得沉涩而微者，死也。

病若吐血，复衄衄血[4]者，脉当沉细，而反浮大而牢者，死也。

病若谵言妄语，身当有热，脉当洪大，而反手足厥逆[5]，脉沉细而微者，死也。

病若大腹而泄[6]者，脉当微细而涩，反紧大而滑者，死也。

【注释】

[1] 经：据文义当指《内经》。

[2] 强急：指脉象弦急。《脉经》作"弦急"，可从。

[3] 心下牢：心下按之坚硬。

[4] 衄衄（qiú nù）血：衄，鼻塞；衄血，鼻出血。

[5] 手足厥逆：指手足冰冷的症状。厥，冷也。逆，手足寒冷。故"厥逆"为同义复词。

[6] 大腹而泄：指腹胀大且伴有泄泻。

【语译】十七问：医经上说，患病以后或有趋于死亡，或有不经过治疗而自然痊愈，或有经年累月，久治不愈。这些生死存亡的不同转归，是可以通过诊脉的方法测知的吗？

答：这都是可以通过切脉的方法测知的。在诊察的时候，假如病人双眼紧闭，不想看人，他的脉象应当出现肝脏病脉弦急而长的特点，如果反而出现肺脏病浮短而涩的脉象，就是死证。

假如病人双眼睁开，又有口渴、心胸以下按之坚硬的症状时，应当出现坚实而数的心脉特点，如果反而出现沉涩而微的肾脉特征，就是死证。

假如病人有吐血症状，又出现鼻塞不通、流鼻血，应当见到洪大而浮的脉象，如果反而见到手足逆冷冰凉，沉细而微的脉象，就是死证。

假如病人胡言乱语，身体应当发热，应当出现洪大的脉象，如果反而见到紧大而滑的脉象，就是死证。

假如病人腹部胀大而兼泄泻，应当出现微细而涩的脉象，如果反而见到紧大而滑的脉象，就是死证。

【导读】本难继十六难论五脏病脉的主病之后，进一步论述了五脏疾病中的脉症顺逆问题，通过分析脉症的相应与否、顺逆得反，可以判断和预测疾病的预后吉凶。

1. 脉症相应　脉症相应说明病情单纯，邪实而正未衰或正虚未衰竭，易治，主吉。本难列举了闭目不欲见人的肝病，诊得弦脉；身热口渴，心下坚实的心病实热证，诊得坚实而数之心脉；若吐血后又有鼻塞、鼻出血，是为阴血损伤，当得沉细脉是虚证见虚脉；如果症见谵语妄言，应当有发热，洪大之脉是热证见数脉；如果腹胀泄泻，是为正伤，其脉应当微细而涩是虚证见虚脉等，皆为脉症相应，其病单纯，预后佳，主吉。

2. 脉症相逆　脉症相逆说明病情复杂，邪盛正衰，阴阳格拒，难治，主凶。本难列举了肝病见浮短而涩之肺脉，此为肺金乘肝木，脉症相逆；目开而渴是阳热症，反见沉涩而微之阴脉，是为脉症相逆；吐血衄血，必见血虚之证，反而有浮大而牢之阳脉，是脉症相逆；谵语身热是阳热表现，反见手足逆冷，脉象沉细而微之阴脉，是脉症相逆；腹大泄泻是为阳虚之象，反见紧大而滑之实脉，是脉症相逆。凡此阳证见阴脉，阴证见阳脉，实证见虚脉，虚证见实脉，皆为脉症相逆，预后差，主凶。

现将症脉关系及其预后列表如下（表7）。

表7　脉症关系及其预后

症状	相得之脉	相逆之脉	相逆预后机制
闭目不欲见人	肝脉弦急而长	肺脉浮短而涩	金乘木，主死
吐血复衄衄血	沉细	浮大而牢	病虚脉实，主死
谵言妄语身热	洪大	沉细而微	病实脉虚，主死
大腹而泄	微细而涩	紧大而滑	病虚脉实，主死

本难问疾有三，答云"尽可知也"，实际只答出死症，余无所答，滑寿认为"当有阙漏"。未必如是，因问死生存亡，回答死症，余者必不死而存，未必尽论，医者自能分析，不需赘述。

十八难　论寸口三部与脏腑经络的配属和主病

【原文】十八难曰：脉有三部[1]，部有四经[2]，手有太阴阳明，足有太阳少阴，为上下部[3]，何谓也？

然：手太阴、阳明金也，足少阴、太阳水也，金生水，水流下行而不能上，故在下部也。足厥阴、少阳木也，生手太阳、少阴火，火炎上行而不能下，故为上部。手心主[4]、少阳火，生足太阴、阳明土，土主中宫[5]，故在中部[6]也。此皆五行母子更相生养者也。

脉有三部九候，各何主之？

然：三部者，寸、关、尺也。九候者，浮、中、沉也。上部法[7]天，主胸以上至头之有疾也；中部法人，主膈以下至脐之有疾也；下部法地，主脐以下至足之有疾也。审而刺之[8]者也。

人病有沉滞久积聚，可切脉而知之耶？

然：诊在右胁有积气，得肺脉结[9]，脉结甚则积甚，结微则气微。

诊不得肺脉，而右胁有积气[10]者，何也？

然：肺脉虽不见，右手脉当沉伏。

其外痼疾[11]同法耶？将异也？

然：结者，脉来去时一止，无常数，名曰结也。伏者，脉行筋下也。浮者，脉在肉上行也。左右表里，法皆如此。假令脉结伏者，内无积聚；脉浮结者，外无痼疾；有积聚脉不结伏，有痼疾脉不浮结，为脉不应病，病不应脉，是为死病也。

【注释】

[1] 三部：指寸、关、尺三部。

[2] 部有四经：指十二经脉与寸、关、尺三部的配属，每部配属二经，而每一经有左右对称之二脉，每部有四经。部，指寸、关、尺三部。经，经脉。

[3] 上下部：指寸口脉的寸部和尺部。上部指寸脉，下部指尺脉。

[4] 手心主：即手厥阴心包经。

[5] 土主中宫：按五行方位，土主中央，故称土主中宫。

[6] 中部：指关部。

[7] 法：动词，取法于，效法于。下同。

[8] 审而刺之：通过诊脉，审察病在何部，然后施以针刺治疗。

[9] 结：结脉。即脉来缓而时一止，止无定数。

[10] 积气：《难经经释》："积气，积聚之气。"

[11] 外痼疾：外，相对于属里的脏腑而言，指皮肉筋骨等体表组织。痼疾，指痼结而经久不愈的疾病。

【语译】 十八问：寸口脉有寸、关、尺三部，每部又各主四经，手的经脉有手太阴肺经和手阳明大肠经，足的经脉有足太阳膀胱经和足少阴肾经，在寸部和尺部。为什么这样讲呢？

答：手太阴肺经和手阳明大肠经属金，足少阴肾经和足太阳膀胱经属水，金能生水，水性向下而不能向上，所以配属在下的尺脉。足厥阴肝经和足少阳胆经属木，木能生手太阳经和手少阴经之火，火有炎上性质而不能向下，所以配属在上的寸部。手厥阴心主包络经和手少阳三焦经属火，火能生足太阴脾经和足阳明胃经的土，土应五方的中央，所以配属在中的关部。这都是按五行相生理论中的母子更替相生关系确定的缘故。

问：寸口脉诊有三部九候，各部分别所主候哪些部位的疾病呢？

答：所说的三部，指寸、关、尺。所说的九候，是每一部脉又有浮取、中取、沉取三种方法。上部寸脉取法于天的在上之理，主诊胸部以上到头部的疾病；中部关脉取法于人在天地之中的道理，主诊横膈膜以下到脐部的疾病；下部尺脉取法于地之在下的道理，主诊脐以下到足部的疾病。审察明白了疾病所在的部位，然后给

以针刺治疗。

问：从患有深伏在内而且滞留日久的积聚病，可以通过切脉进行诊断吗？

答：诊察到病人在右胁部有积聚之气，切脉时又见到肺部脉是结脉，如果结脉明显的是积聚病较严重，结脉轻微的是积聚之气轻微。

问：如果诊脉时在肺部之脉未见结脉，而病人在胁部却有积聚之气。这是为什么呢？

答：肺部脉虽然不出现结脉，但右手脉象应当沉伏。

问：如果病人躯体患有久治不愈的顽固性疾病，是否可以用同样的方法进行诊断呢？或者是有其他不同的诊断方法呢？

答：所谓结脉，是脉在搏动过程中有时出现一次歇止，歇止的次数没有一定的规律，这就是结脉。所谓伏脉，是脉气行于筋层之下。所谓浮脉，是脉气行于肌肉层之上。无论疾病是在左或在右，在表或右里，诊脉的方法都是这样的。假如脉象结而伏，但其内部没有积聚病；脉象浮而结，但是躯体却无久治不愈的顽固疾病。这种有积聚病而脉不结伏，有久治不愈的顽固疾病而脉不浮结，是脉象与疾病不相应，都是难治的病。

【导读】 本难一是讨论了寸口脉与脏腑经络的配属关系，二是论述了寸口脉三部九候诊法，三是论述了积聚、痼疾的诊脉方法。

1. 寸口脉与脏腑经络的配属关系 本难指出："脉有三部，部有四经。"然后依据脏腑的五行属性，按照五行更替相生次序配置于左右寸口，创造性地将寸口脉与脏腑经络相配属，作为脏腑疾病脉诊分部的依据，成为后世医家讨论脉位的主要依据。现据本难所述归纳如下（表8）。

表 8　寸口三部与经脉脏腑配属图

三部	左手		右手
寸	手少阴心 手太阳小肠	火　　金 ↑　　↑ 木　　土 ↑　　↑ 水　　火	手太阴肺 手阳明大肠
关	足厥阴肝 足少阳胆		足太阴脾 足阳明胃
尺	足少阴肾 足太阳膀胱		手厥阴心包 手少阳三焦

可见，本难寸、关、尺三部与脏腑经脉的配属，"皆五行母子更相生养"的顺序，左右循环：手太阴肺为华盖，居诸脏之上，其气行于右，故配右手寸部，阳明大肠与其相表里，随肺配于右手寸部；足少阴肾属于下焦，金能生水，阴阳循环而生，故配于左手尺部，膀胱与其相表里，故随之在左尺部；足厥阴肝属木，其气行于左，赖肾水滋生，故配于左手关部，与其相表里的胆腑也随之配于左手关部；手太阳小肠、手少阴心属火，为君火，生于木，"火炎上行而不能下"，故配于左寸部；手厥阴心包、手少阳三焦为相火，君上臣下，配于右尺；足太阴脾与足阳明胃属土，治中宫，由相火代君火行令而生，故属于右关部。

2. 寸口脉三部九候诊法及主病　本难明确指出"脉有三部九候""三部者，寸、关、尺也。九候者，浮、中、沉也"，确立了寸口脉的三部九候诊脉方法。并进一步论述了各部主病，由于上部效法于天，天位于上，故上部诊胸以上至头部疾患；中部效法于人，诊候膈以下至肚脐部位的疾病；下部效法于地，主察肚脐以下至足部的病证。这是《难经》对诊法理论的一大贡献。

3. 积聚和痼疾的脉象　本难首先指出结脉、伏脉、浮脉与痼疾、积聚有关。那么，何谓结脉、伏脉、浮脉呢？本难指出"结者，脉来去一止，无常数，名曰结也。伏者，脉行筋下也。浮者，脉在肉上行也"。也就是说，结脉乃脉时有一止，止无定数，伏脉深在筋骨，浮脉浅行于肉上，并对积聚病和痼疾进行了脉象鉴别。此两类疾病都属经久不愈之疾，但一属内脏病，二是躯体病。前者病位在里，后者病位在表，所以虽然都可以出现结脉，但积聚病的脉当为结而伏，脉位深在于筋下，诊脉时自当重按沉取；痼疾病在外、在躯体，所以其脉结而浮，脉位浅在肉上皮下，诊脉时应当轻取。脉位一浅一深，病位之在表、在里，自然分明。

为什么积聚和痼疾皆见结脉呢？这是因为积聚病或为气滞，或为血瘀，而痼疾为久治不愈的顽固性疾病，势必也会影响气血运行，而结脉的出现，正是气血不流畅的表现。正所谓"久病顽疾，必有瘀血"，所以二者均可有结脉。

积聚和痼疾也可以见到结脉，但临证中结脉不全见于积聚和痼疾，临证中应当灵活运用，不可拘执，所以本难又告诫医生，临床上常有"脉不应病，病不应脉"的情况。

本难在将结、伏、浮脉与瘤疾、积聚做了联系之后，还对积聚、瘤疾的预后进行了推测，指出"脉结伏者，内无积聚""脉浮结者，外无瘤疾""有积聚脉不结伏""有瘤疾脉不浮结"，均为"脉不应病，病不应脉，是为死候也"，即预后不良。

十九难　论男女脉象之别

【原文】十九难曰：经[1]言脉有逆顺，男女有恒[2]，而反者[3]，何谓也？

然：男子生于寅[4]，寅为木，阳也。女子生于申[4]，申为金，阴也。故男脉在关上，女脉在关下，是以男子尺脉恒弱，女子尺脉恒盛[5]，是其常也。反者，男得女脉，女得男脉也。

其为病何如？

然：男得女脉为不足，病在内[6]，左得之病在右，右得之病在右，随脉言之也。女得男脉为太过，病在四肢[6]，左得之病在左，右得之病在右，随脉言之，此之谓也。

【注释】

[1] 经：上古文献，无所考。

[2] 脉有逆顺，男女有恒：指男女的正常脉象各有一定规律，即"男子尺脉恒弱，女子尺脉恒盛"。顺逆，正常和反常。恒，原本作"常"，《难经本义》作"恒"，今据改。男女两性之脉不同，男性的尺脉弱为顺、为常，尺脉盛为逆、为病；女子尺脉盛为常、为顺，尺脉弱为逆、为病。

[3] 反者：此指男见女性的脉象特点，女见男性的脉象特点。

[4] 男子生于寅、女子生于申：寅，属十二地支之一，十二地支是物候符号。古人以地支推衍人的一生，认为人之初生始于子，年岁增长，男子按地支顺序数30年，女子逆数20年，恰

好均止于巳。此时男女相合，女子于巳而怀孕，若所怀为男孩，则从巳开始按地支顺序顺数10个月，恰为寅时；若为女孩，则逆数10个月，恰为申时。所以说男子生于寅，女子生于申。

[5] 男子尺脉恒弱，女子尺脉恒盛：男子的常脉为尺脉较弱，寸脉较强；女子的常脉为寸脉较弱，尺脉较强。

[6] 男得女脉为不足，病在内；女得男脉为太过，病在四肢：即男子出现寸弱尺盛的女子脉象；女子出现寸盛尺弱的男子脉象。

【语译】十九问：医经上说，脉象有逆有顺，这在男女两性的脉象变化上都有一定的常脉，但也会出现反常的变象，这是什么道理呢？

答：男子生于寅，寅在五行属性中为木，为阳。女子生于申，申在五行属性中为金，为阴。因此，男性脉是关以上的寸部常盛，女子脉是关以下的尺部常盛。所以男子的尺部脉常虚弱，女子的尺部脉常强盛，这就是男女两性的脉象常规。所谓和常规脉相反的脉象，就是在男子诊得像女子脉一样寸弱尺盛，在女子诊得像男子脉一样寸盛尺弱。

问：与常规相反脉象的发病情况如何呢？

答：如果在男子诊得女性的脉象特点之脉，主不足的虚性疾病，病位在内；在左侧寸口诊得此脉，病位在左；在右侧寸

口诊得此脉，病位在右，这是根据脉位来说明病变的部位。如果在女子诊得男性脉象特点的脉，主太过的实性疾病，病在四肢；在左侧寸口诊得此脉，病位在左；在右侧寸口诊得此脉，病位在右，这是根据脉位来确定病变的部位。这就是与男女常规脉象相反脉的主病情况。

【导读】本难论述男女生理禀赋差异在脉象上的表现，一是讨论了男女常规脉象的特征，二是论述了男女脉象相反的主病。

1. 男女两性的常规脉象特征　脉有逆顺，因男女性别的差异，生理状况有别，所以在正常生理状况下，其寸口的寸、关、尺三部脉的表现特点有所区别。为了准确分辨男女常脉、病脉，必须先了解男女常脉，以常衡变。男女的阴阳禀赋与初生时日有关。男子生于寅，寅属东方木，男子阴常不足，属性为阳，阳气旺盛，其脉象特征是寸脉旺盛而尺脉相对较弱；女子生于申，申属西方金，为阴，女子为阴体，阴血旺盛，女子体质相对较弱，因此其脉象特征是尺脉旺盛而寸脉相对较弱。所以《卢经衷胲》曰："关上为阳之功，故男脉在关上；关下为阴之动，故女脉在关下。是以男子寸脉恒盛，尺脉恒弱；女子寸脉恒弱，尺脉恒盛，是男女之常也。"

2. 男女脉象相反的主病　如果在男子诊得具有女性脉象特征的寸弱尺强之脉，或者在女子诊得具有男性脉象特征的寸强尺之脉，是谓"逆"，是反常的病态脉。在男子主病在内，这是由于阴气有余而阳气不足之病；在女子则主病在四肢，是阳气有余而阴气不足之病。所以《难经集注》虞庶说："寸口曰阴，男以阳用事，今见阴脉，反于天常，故病发于内；女以阴用事，今寸口却见阳脉，亦是反于天常，故病在四肢。"

二十难　论阴阳伏匿之脉及癫狂病的脉象鉴别

【原文】二十难曰：经[1]言脉有伏匿[2]。伏匿于何脏而言伏匿邪？

然：谓阴阳更相乘、更相伏[3]也。脉居阴部[4]而反阳脉[5]见者，为阳乘阴也，虽阳脉[6]时沉涩而短，此谓阳中伏阴也；脉居阳部[4]而反阴脉[5]见者，为阴乘阳也，虽阴脉[6]时浮滑而长，此谓阴中伏阳也。

重阳[7]者狂，重阴[7]者癫。脱阳[8]者见鬼，脱阴[8]者目盲。

【注释】

[1] 经：上古文献，无所考。

[2] 伏匿：指阳脉中隐藏阴脉，阴脉中隐藏阳脉，即下文所言的"阳中伏阴""阴中伏阳"。伏，隐伏。匿，藏匿。

[3] 阴阳更相乘、更相伏：阴，指尺部，也指沉涩而短的脉象。阳，指寸部，也指浮滑而长的脉象。更相乘，指脉位和脉象的阴阳互相干乘，如阳脉见于阴位，为阳乘阴；阴脉见于阳位，为阴乘阳。更相伏，指阳部的阳脉藏伏不见，阴部的阴脉藏伏不见。

[4] 阴部、阳部：指脉位，尺脉为阴部，寸脉为阳部。

[5] 阳脉、阴脉：指脉象，浮、滑、长为阳，沉、涩、短为阴。

[6] 虽阳脉、虽阴脉：原作"脉虽"，《千金翼方》作"虽阳脉""虽阴脉"，据改。

[7] 重（chóng 虫）阳、重阴：指寸部（阳）、尺部均出现浮滑而长的阳脉，寸部、尺部（阴）均出现沉涩而短的阴脉。

[8] 脱阳、脱阴：阴、阳仍指脉。

【语译】二十问：医经上说，脉象有隐伏藏匿的情况，那么究竟隐伏藏匿到哪一脏才是伏匿呢？

答：这里讲的是阴脉和阳脉之间相互乘袭、相互隐伏藏匿的关系。在阴位却出现阳脉，是阳脉乘袭了阴位，虽然阳位之脉见到沉涩而短的阴脉，但这是阳位中伏藏隐匿着阴脉的缘故；脉象应当出现在阳位却出现了阴脉，是阴脉乘袭了阳位，虽然阴位之脉见到浮滑而长的阳脉，但这是阴位中伏藏隐匿着阳脉的缘故。

寸部、尺部都出现阳脉，这是狂病之脉；寸部、尺部都出现阴脉，这是癫病之脉。阳位脉脱的时候，病人会妄见鬼神；阴位脉脱的时候，病人会有两目视物不明的症状。

【导读】本难从脉位和脉象的阴阳属性出发，讨论了阴阳相乘、相伏相匿、重阴、重阳、脱阴、脱阳等病理脉象，从而阐述了脉象从阴阳相乘、伏匿，到重阴重阳，再到脱阴、脱阳的演变过程。

1. 论阴阳相乘、伏匿之脉　本难所讲的脉之阴阳有二：一从部位别阴阳之脉，寸脉为阳，尺脉为阴；二就脉形分阴阳，浮滑而长之脉为阳，沉涩而短之脉为阴。浮滑而长之阳脉应当出现在阳位，滑涩而短之阴脉应当出现在阴位，这是正常的现象，如果属阴的尺部见到浮滑而长的阳脉，为阳乘阴位；如果属阳的寸部见到沉涩而短的阴脉，是阴乘阳位。这都说明了阳位也潜藏伏匿着出现阴脉的可能。反之，阴位也潜藏伏匿着出现阳脉的可能。这就是本难所讲的"脉有伏匿""阴阳更相乘、更相伏"的意思。此中虽未言其主病意义，但临证可以据脉推证。

2. 论重阳、重阴之脉　"重阳者狂，重阴者癫"的本意指脉象变化及其主病意义。"重阳"指寸、尺部都见到浮滑而长的阳脉，说明阳气充盛，气火扰神则见狂证；"重阴"指寸、尺部均显沉涩而短的阴脉，提示阴气偏胜，阴蔽心窍则见癫证。

3. 论脱阳、脱阴之脉　本难所言脱阳、脱阴指脉象变化。所谓"脱阳"，指阳部脉脱；"脱阴"，指阴部脉脱。所谓"脉脱"者，脉之脱失而为无脉，或曰脉绝之谓也。脉脱则体现了体内气血阴阳之脱失，所以后世医家多据脉象变化而直论其病机和临床意义。所以《八十一难经集解》草刈三越曰："邪气积上部，久则元阳反虚脱而神气不守，故其证多见鬼，鬼非常之伏，仿佛而无定体者也。邪气积下部，久则真阴反虚脱而阴水不清，故其证发则必目盲，故僵仆真观。瞳子，真阴之所养也。"

二十一难　论形病与脉病的关系

【原文】二十一难曰：经[1]言人形病脉不病曰生[2]，脉病形不病曰死[3]，何谓也？

然：人形病脉不病，非有不病者也[4]，谓息数不应脉数[5]也。此大法。

【注释】

[1] 经：上古文献，无所考。

[2] 形病脉不病曰生：指形体已经出现症状，但相应的病理脉象还未出现，说明邪气尚浅，尚未扰动气血，这种情况预后较佳。

[3] 脉病形不病曰死：指脉象已显现出病理的形态，而形体症状却未出现或不明显，说明邪气已盛，气血已乱，这种情况预后较差。

[4] 非有不病者也：《难经汇注笺正》："'非有不病者也'以下十七字，义不可通，此必传写有误，显然易知。"可参。

[5] 息数不应脉数：息数，指呼吸次数；脉数，指脉的搏动次数。指病人呼吸与脉搏次数的比例不相符合。

【语译】二十一问：医经上说，人的形体有了病症，脉象却不见病理状态的叫作生；脉象有了病理状态，而形体上却不出现病态表现的叫作死。这是什么道理呢？

答：人的形体有了病态表现而脉象不出现病脉，并不是真的形体有病而不出现病脉，而是呼吸次数与脉搏次数不相符。这就是诊察疾病时要注意的重要方法。

【导读】本难论述了"形病脉不病""脉病形不病"的形病脉病关系。这个关系实质上是脉症的关系，此二者都属于脉症不符。这种脉症不符，不存在从舍问题，而是疾病在特殊情况下的表现。至于文中所涉及的"生""死"问题，只能作为预后判断的一种提示。"生"者言病轻，"死"者言病重。

本难提出的"脉病形不死曰死"，据一难"寸口者，五脏六腑之终始"知，脉病乃脏腑病之征兆。《素问·痹论篇》又有"入脏者死"之论。可见，脉病，形虽不死，但死症已俱，故经不复论。关于"人形病脉不病曰生"，经恐生疑，而明予答之："非有不病者也，谓息数不应脉数也。"本难所要交代的"形病脉不病"的脉不是不病，而只是呼吸的息数和脉搏的次数不合。《素问·平人气象论篇》确定之4~5至/息的常数，是尚未影响胃气的脏腑真气。古人以脉诊判断疾病的平、病、死，多以胃气的有、少、无为标准：有胃气曰平，少胃气曰病，无胃气曰死。若仅为脉搏次数变化而未影响胃气时，则虽病不死。若联系十六难理解，脉病属证据之证；形病既可以是证据之证，也可以是主观感觉之症状。作为诊病和判死生预后，二者的可信度是不一样的。所以，此难旨在强调诊脉或有舍症从脉之教诲，不可不明。

仲景将本难所说的"形病脉不病曰生，脉病形不病曰死"的问题，运用于临床实践。他在《伤寒论·平脉法篇》中发挥说："脉病人不病，名曰行尸，以无王气，卒眩仆不识人事者，短命则死。人病脉不病，名曰内虚，以无谷气，虽困无苦。"

二十二难　论是动、所生病

【原文】二十二难曰：经[1]言脉[2]有是动，有所生病，一脉辄变为二病[3]者，何也？

然：经[4]言是动者，气也；所生病者，血也。邪在气，气为是动；邪在血，血为所生病。气主呴之[5]，血主濡之[6]。气留而不行者，为气先病也；血壅[7]而不濡者，为血后病也。故先为是动，后所生病也。

【注释】

[1] 经：据文义当指《灵枢·经脉》。

[2] 脉：指手足阴阳十二经脉。

[3] 一脉辄变为二病：指每条经脉的主病分为两类。脉，指经脉。二病，指《灵枢·经脉》经脉主病中的"是动则病"和"是主×所生病"句下所举病证。

[4] 经：上古文献，无所考。

[5] 气主呴（xù 煦）之：气在体内具有温

煦作用。

[6] 血主濡之：血具有滋养濡润的功能。濡，滋润。

[7] 壅：凝聚。此指血瘀不流。

【语译】二十二问：医经上说，十二经脉分别有"是动病"、有"所生病"。每一条经脉的病变分为两种病变，这是什么道理呢？

答：医经上所讲的"是动病"，是气病；"所生病"，是血病。病邪在气分，气的病变就是"是动病"；病邪在血分，血的病变就是"所生病"。气的功能是温煦人体，血的功能是滋养全身。气不能正常运行的时候，是气首先发生了病变；血凝滞不流而不能滋润全身的时候，是血在后来所生的病变。所以首先发生的病为"是动病"，之后发生的病是"所生病"。

【导读】本难主要论述了"是动病""所生病"的含义，并在说明了气和血的功能基础上，分析了气病、血病的先后问题，重点在于自《黄帝内经》之后论述了是动病和所生病的概念问题，后世基于此，较之《灵枢·经脉》"是动""所生病"之阐述，颇多争议。

"是动病""所生病"的含义　本难在论述"是动病"与"所生病"时，为了阐明其理，旁及了气血的主要功能，明确指出"气主呴之""血主濡之"。根据本难所述，可知"是动病"是气分病，"所生病"为血分病。因为"经脉者，所以行气血而营阴阳，濡筋骨而利关节者也"（《灵枢·本脏》）。每经脉皆有气血，所以每经皆有"是动病"和"所生病"两端，故经文说："一脉辄变为二病。"血之与气，如影随形。但气为血之帅，能生血，能行血，能摄血，所以血赖气之推动。因此，如果气先病，不能行血，必致血随之而后病，故曰"气先病""血后病"。临证中由气病而后致血病者居多。当然，血能载气，并给气以营养，所以血亦可先病，亦可致气而后病者，如大失血时的气随血脱，外伤瘀血所致的气滞者是，然不如前者多。

《难经》经脉气血先后病说，将"是动"病视为气之病，"所生病"视为血之病。此种诠释应是在气血理论基础上演化而来的。经脉是气血流注、充养全身的重要通道。气属阳，主动；血属阴，主静。气是血运行的动力，推动血液的流行；血为气之载体，脉中之气依附于血而循行全身，故有"血之与气，如影随形"之说。气的固摄作用使血液居于脉内而不外溢。阴阳相随、气血相伴，于脉中周而复始，畅达周身。当内外病因干扰了气血的循行，沿经所过之处则失于气血的滋润濡养，于是表现出与经脉循行路线有关的一系列病候。

二十三难　论经脉的长度和流注

【原文】二十三难曰：手足三阴三阳，脉之度数[1]，可晓以不[2]？

然：手三阳之脉，从手至头，长五尺，五六合三丈。手三阴之脉，从手至胸中，长三尺五寸，三六一丈八尺，五六三尺，合二丈一尺。足三阳之脉，从足至头，长八尺，六八四丈八尺。足三阴之脉，从足至胸，长六尺五寸，六六三丈六尺，五六三尺，合三丈九尺。人两足跷脉[3]，从足至目，长七尺五寸，二七一丈四尺，二五一尺，合一丈五尺。督脉、任脉[4]各长四尺五寸，二四八尺，二五一尺，合九尺。凡脉长十六丈二尺，此所谓经脉长短之数也。

经脉十二，络脉十五[5]，何始何穷[6]也？

然：经脉者，行血气，通阴阳，以荣于身者也。其始从中焦[7]，注手太阴、阳明；阳明注足阳明、太阴；太阴注手少阴、太阳；太阳注足太阳、少阴；少阴注手心主、少阳；少阳注足少阳、厥阴；厥阴复还注手太阴。

别络十五，皆因其原[8]，如环无端，转相灌溉，朝[9]于寸口、人迎[10]，以处[11]百病，而决[12]死生也。

经[13]云：明知终始[14]，阴阳定矣。何谓也？

然：终始者，脉之纪也。寸口、人迎，阴阳之气，通于朝使[15]，如环无端，故曰始也。终者，三阴三阳之脉绝，绝则死。死各有形，故曰终也。

【注释】

[1] 度数：指经脉的长短尺寸，乃同身寸测量之数。

[2] 不：同"否"，表疑问。

[3] 跷脉：指奇经八脉中的阳跷脉和阴跷脉。

[4] 督脉、任脉：均属奇经八脉。督脉，总督一身阳经，故称"阳脉之海"；任脉，统管一身阴经，又主胞官的妊养胎儿功能，故有"阴脉之海""任主胞胎"之说。

[5] 络脉十五：此指十二正经各一络，加上阳跷、阴跷之络，脾之又一大络，共十五络。

[6] 穷：终也。

[7] 其始从中焦：指经脉中通行的气血产生于中焦，从中焦开始注入十二经脉，并开始在经脉中环行。

[8] 别络十五，皆因其原：指十五络脉皆由相应经脉别离而出，并随之而行。因者，随也。原，通"源"。

[9] 朝：朝会，会聚。

[10] 寸口、人迎：寸口，指寸口脉的两寸部；人迎，指足阳明胃经经穴，在侠喉两旁动脉处，也是古代诊脉部位。

[11] 处：决定，决断。与下文"决"为互词。

[12] 决：分辩，判断。

[13] 经：据文义当指《灵枢·终始》。

[14] 终始：指经脉的循行和衰竭。始，此指脉气的循行；终，脂脉气的枯竭、终绝。

[15] 阴阳之气，通于朝使：指阴经、阳经之气皆朝会于寸口、人迎，并发挥功能。朝，朝会，会聚；使，使役。寸口、人迎脉的搏动常反映经脉之气的盛衰，如同十二经脉之气派遣的使者。

【语译】二十三问：手足三阴经和手足三阳经长短尺寸，可以明白与否？

答：手的三阳经脉，从手指到头部的距离，左右六条各长五尺，五六合计共长三丈。手的三阴经脉，从手指到胸中的距离，左右六条各长三尺五寸，三六得一丈八尺，五六得三尺，合计共长二丈一尺。足的三阳经脉，从足趾到头部的距离，左右六条各长八尺，六八合计共长四丈八一尺。足的三阴经脉，从足趾到胸中的距离，左右六条各长六尺五寸，六六得三丈六尺，五六得三尺，合计共长三丈九尺。人体在两足的阳跷脉和阴跷脉，从内踝到目的距离，每条各长七尺五寸，二七得一丈四尺，二五得一尺，合计共长一丈五尺。督脉和任脉，各长四尺五寸，二四得八尺，二五得一尺，共长九尺。

问：人体的十二经脉、十五络脉，什么部位是其起点，什么部位是其止点呢？

答：经脉能运行血气，贯通阴阳，以营养全身。经脉之气的循行是从中焦开始的，灌注到手太阴肺经和手阳明大肠经；再从手阳明大肠经，流注到足阳明胃经和足太阴脾经；再从足太阴脾经，流注到手少阴心经和手太阳小肠经；再从手太阳小肠经，流注到足太阳膀胱经和足少阴肾经；再从足少阴肾经，流注到手厥阴心主之包络经脉和手少阳三焦经；然后又从手少阳三焦经流注到足少阳胆经和足厥阴肝经；最后从足厥阴肝经，仍然灌注到手太阴肺经。

十五别络，都是经脉，同出一源，连结得像圆环一样没有止点，相互灌注循环，使气血灌溉全身，会聚于寸口、人迎，可以通过它的诊察来辨别百病，决断死生。

问：医经上说，懂得脉气的循行和终绝，就可以辨明阴阳是否协调。这是怎样解释的呢？

答：脉气的终始问题，是诊脉大法中的纲领。寸口和人迎的部位，是阴经阳经灌注会聚之处，分别是阴经和阳经气血反应最为敏感的部位。十二经脉如环无端地运行不息，叫作"始"。所谓的"终"，是指手足三阴三阳十二经脉之气衰竭，衰竭就是死证。在临死前，各经脉会有各种不同的临床表现，所以说是脉气的衰竭。

【导读】本难论述了经脉的功能、长度、流注，以及人迎、寸口脉诊的意义。首先专论十二经脉和督、任、跷脉等奇经的长度；其后阐述了十二经脉、十五络脉的功能和流注关系及其诊断学价值；最后通过阐述脉气的终始问题，将脏腑与经络有机地结合起来。脏腑各有经、络，经、络皆有起止循行之处，共同起到行血气、营阴阳、濡筋骨、利关节的作用，以维持生命活动。掌握了经脉、络脉的起始理论，便可辨识疾病之所在，辨证施治。

1. 经脉长度和经脉的主要功能　关于经脉的长度问题，此处内容与《灵枢·脉度》一致。阳跷和阴跷脉左右支共四条，阳跷二，阴跷亦二，此处之所以四条中计入两条，这是遵照《灵枢·脉度》之"跷脉有阴阳，何脉当其数？岐伯曰：男子数其阳，女子数其阴。当数者为经，不当数者为络"的原则。什么是"当数"和"不当数"呢？是指在计算男子经脉长度时，应把阳跷脉的长度计算于其中，这就是"当数"；而阴跷脉就当作络脉看待，不计入其长度，这就是"不当数"。女子则相反。本难说："经脉者，行血气，通阴阳，以荣于身者也。"指出了经脉在人体总的功能，此与《灵枢·本脏》所说的"经脉者，所以行血气而营阴阳，濡筋骨，利关节者"的意义相同。人体的气血，赖经脉的作用，循行于全身，营养五脏六腑、四肢百骸、皮毛孔窍。

2. 十二经脉的循环流注　本难所讲的经脉循环流注次序与《灵枢·营气》一致。示意如下（图1）。

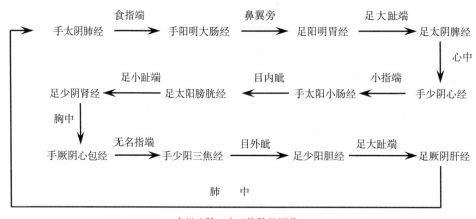

图1　十二经脉流注次序图

十二经脉的整体循环还必须有十五络脉和任脉、督脉的参与，才能广泛地在体内循环，所以说，十五络脉、奇经八脉是十二正经循环过程中联系的纽带。这也就是原文在讲十二正经循行的时候，要介绍十五络脉和奇经的意图。

二十四难　论六经气绝的临床表现和预后

【原文】二十四难曰：手足三阴三阳气已绝，何以为候？可知其吉凶不？

然：足少阴气绝，即骨枯。少阴者，冬脉[1]也，伏行而温于骨髓。故骨髓不濡，即肉不着骨；骨肉不相亲，即肉濡而却[2]；肉濡而却，故齿长[3]而枯，发无润泽；无润泽者，骨先死。戊日笃，己日死[4]。

足太阴气绝，而脉不营其口唇。口唇者，肌肉之本也。脉不荣，则肌肉不滑泽；肌肉不滑泽，则肉满；肉满，则唇反[5]；唇反，则肉先死。甲日笃，乙日死。

足厥阴气绝，即筋缩引卵与舌卷。厥阴者，肝脉也。肝者，筋之合也。筋者，聚于阴器而络于舌本[6]。故脉不营，则筋缩急；筋缩急，即引卵与舌；故舌卷卵缩，此筋先死。庚日笃，辛日死。

手太阴气绝，则皮毛焦。太阴者，肺也，行气温于皮毛者也。气弗荣，则皮毛焦；皮毛焦，则津液去；津液去，即皮节伤[7]；皮节伤，则皮枯毛折；毛折者，则毛先死。丙日笃，丁日死。

手少阴气绝，则脉不通；脉不通，则血不流；血不流，则色泽去；故面色黑如黧[8]，此血先死。壬日笃，癸日死。

三阴[9]气俱绝者，则目眩转[10]、目瞑[11]；目瞑者，为失志；失志者，则志先死。死，即目瞑也。

六阳气俱绝者，则阴与阳相离。阴阳相离，则腠理泄，绝汗[12]乃出，大如贯珠，转出不流，即气先死。旦占[13]夕死，夕占旦死。

【注释】

[1] 冬脉：《太平圣惠方·治骨极诸方》作"肾脉"。可参。

[2] 肉濡而却：指肌肉软弱而萎缩。濡，音义同软。却，退化。

[3] 齿长（cháng 常）：由于牙龈萎缩，牙齿根部外露，视之若牙齿变长。

[4] 戊日笃，己日死：指足少阴肾之有气枯竭的疾病，在日干逢戊（土）之日病情加重，在日干逢己（土）之日死亡。这是按五行相克理论进行解释的。在记日的十干中，甲乙为木，丙丁为火，戊己为土，庚辛为金，壬癸为水。此为足少阴（水）气绝，又逢土气旺盛之日，土胜乘水，故在此两日病情加重或死亡。以下诸经仿此。笃，指病情危重。

[5] 反：通"翻"，外翻。

[6] 舌本：舌根。

[7] 皮节伤：指因津液缺乏而致的皮毛憔悴枯槁，以及关节损伤之病。

[8] 黧（lí 梨）：指黑里泛黄的颜色。《难

经集注》作"梨"，黄黑色的意思。

[9] 三阴：指手足三阴经。

[10] 目眩转：指视物昏花不清，眼球向上翻转。

[11] 目瞑（míng）：闭眼。

[12] 绝汗：又叫脱汗。因阴阳离决所致的汗出，表现为汗出如珠，着身不流。

[13] 占：预测。

【语译】二十四问：手足三阴经与三阳经的经气已经衰竭，会出现什么证候？可以测知其预后吉凶吗？

答：足少阴经气衰竭，骨髓就会枯槁。因为足少阴肾经应于冬，深伏运行于内而具有温养骨髓的作用。所以骨髓得不到温养，则肌肉不能附着于骨；肌肉与骨骼不能相合附着，就有肌肉软弱无力而萎缩的现象；如牙龈肌肉痿软收缩而牙根外露，使牙齿外露部分变长，而且牙齿枯槁，头发也失去了光泽；发无润泽，是主骨的肾气先绝的表现。这种病逢戊日会加重，逢己日会死亡。

足太阴经气衰竭，则经脉之气不能营养口唇。口唇是判断肌肉荣枯变化之部位。经脉之气不能荣养，则肌肉得不到滑利润泽，肌肉失去滑利润泽就会肿胀，出现口唇外翻。口唇外翻是主肌肉的脾气先绝的表现。这种病逢甲日会加重，逢乙日会死亡。

足厥阴经气衰竭，筋就会挛缩，出现睾丸牵引上缩和舌卷。足厥阴经属于肝的

经脉，肝主筋的荣养和活动，筋聚合于外生殖器而联络于舌根。足厥阴肝经气衰竭不能荣养筋就会挛缩拘急，筋挛急则牵引睾丸和舌，故舌卷和睾丸上缩是主筋的肝之气先绝的表现。这种病逢庚日会加重，逢辛日会死亡。

手太阴经气衰竭，皮毛就会焦枯。手太阴经属于肺的经脉，能宣发精气温养皮毛。精气不能荣养皮毛，皮毛就会焦枯，皮毛焦枯说明皮肤失去了润泽，皮肤失去润泽，则出现皮肤焦枯、毫毛断折的表现。所以毫毛断折就是主皮毛的肺气先绝的表现。这种病逢丙日会加重，逢丁日会死亡。

手少阴经气衰竭，就会出现经脉运行不通畅。经脉不通畅则血行不畅，血行不畅则皮肤色泽不润，所以面色黧黑就是主血脉的心气先绝的表现。这种病逢壬日会加重，逢癸日会死亡。

手足三阴经气都衰竭，就会出现眩晕、视物模糊，甚至双目闭合。双目闭合说明神志已去，神去就会死亡。所以人在死亡的时候，就闭合了眼睛。

六阳经的经气已衰竭，则阴阳离决。阴阳离决则腠理开泄，汗出如珠，汗在皮肤之上不流动，则是六经气脱的征象。如在早晨出现这种情况，可以预测当晚病人可能死亡；如在傍晚出现，可以预测次日早晨病人可能死亡。

【导读】本难论述了阴经、阳经之气终绝时的临床表现及预后。

1. 阴经阳经之气衰竭的症状特点及预后　本难原文重点论述了阴经、阳经的精气衰竭时的症状特点，以及预后的判断。列如下表（表9）。

表9　阴经、阳经的精气衰竭时的症状特点及预后判断

经脉名称	所属内脏	气绝的症状特征	预后	机制说明
足少阴经气绝	肾	骨枯，肉不着骨，骨肉不相亲，肉濡而却，齿长面枯，发无泽	骨先死，戊日笃，己日死	肾气绝，骨髓失于温养；戊己日土气盛而乘水"至其所不胜之时则死"（《素问·玉机真脏论篇》。下同）
足太阴经气绝	脾	肌肉不滑泽，唇反，人中满	肉先死，甲日笃，乙日死	脾气绝，肌肉失养；甲乙日木气旺，木盛乘土
足厥阴经气绝	肝	筋缩引卵与舌卷	筋先死，庚日笃，辛日死	肝气绝，筋失所养而拘挛；庚辛日金气旺，金盛乘木
手太阴经气绝	肺	皮毛焦，皮节伤，皮枯毛折	毛先死，丙日笃，丁日死	肺气绝，皮毛失于温养，津液不足；丙丁日火气旺，火盛乘金
手少阴经气绝	心	面色黧黑	血先死，壬日笃，癸日死	心气绝，血脉不畅；壬癸日水气旺，水盛乘火

2. 手足三阴经气俱绝的病候　原文说："三阴气俱绝者，则目眩转、目瞑；目瞑者，为失志；失志者，则志先死。死，即目瞑也。"所谓手足三阴之气俱绝，是指五脏精气皆衰竭，由于五脏俱藏于神，故曰"五神脏"。五脏精气枯竭，诸神志皆失其养，所以谓之"志先死"。其终绝之时的临床表现为双目上翻，或者双目闭合，这都是临证死候。何以至此？这是因为"五脏六腑之精气皆上注于目而为之精"（《灵枢·大惑论》），所以五脏精气衰竭而见此征兆。

3. 六阳经气衰竭的病候及预后　原文说："六阳气俱绝者，则阴与阳相离。阴阳相离，则腠理泄，绝汗乃出，大如贯珠，转出不流。"这是因为六阳经气衰竭时，必然会出现阴阳离决之势，据其汗出点大如珠，转而不流的特点判断，此系亡阴之阴之汗而非亡阳。这是由于阳经的阴精之气竭绝，阳气无所依附而外越。阳气外越，必致腠理汗孔开泄，故有绝汗之险候。六阳经气衰竭的预后更为凶险，"早占夕死，夕占早死"，言其病势之急之险也。

二十五难　论十二经脉之数

【原文】二十五难曰：有十二经，五脏六腑十一耳，其一经者，何等经也？

然：一经者，手少阴与心主[1]别脉[2]也，心主与三焦为表里，俱有名而无形[3]，故言经有十二也。

【注释】

[1] 心主：即心包络。

[2] 别脉：指手厥阴心包络之脉。

[3] 有名而无形：指心包和三焦有其名谓，而无特定的形质器官。

【语译】二十五问：人体有十二经脉，五脏六腑合起来只有十一个，所余的一经是什么脏器的经脉呢？

答：这所余的一经，是指手少阴心经的别脉手厥阴心包络脉，手厥阴心包络和手少阳三焦经互为表里，两者都是只有名称，而没有特定的物体本质，所以连同心包络在内，共有十二经脉。

【导读】本难论述了十二经脉之数，提出了心包与三焦"俱有名而无形"的问题。

1. 关于十二经脉之数　经脉内联脏腑，五脏六腑共为十一脏器，而经脉却有十二条，这是因为心与心包在《黄帝内经》中有共为一经的论点，也即本难所说的，"一经者，手少阴与心主别脉也。"《灵枢·邪客》说："手少阴之脉独无腧，何也？岐伯曰：少阴，心脉也。心者，五脏六腑之大主也，精神之所舍也，其脏坚固，邪弗能容也。容之则心伤，心伤则神去，神去则死矣。故诸邪之在心者，皆在于心之包络。包络者，心主之脉也，故独无腧焉。"就解释了两脏共一经的理由。所以在《灵枢·本输》中所列手少阴的五输穴，均是今之手厥阴心包经之腧穴。如果五脏六腑的经脉，再加上心包的经脉，就是十二经脉。

2. 关于心包与三焦"俱有名而无形"　《八十一难经集解》滕万卿曰："心包者何？包络心脏如内郭，所以温养真心之阳也；三焦者何？包罗熏陶诸脏之气，历络上下，如外郭然，故取俱无形者，以为脏腑表里。"又玄医曰："心主包络于外，三焦包罗于周身，俱有质而无形。凡物之貌，长短方圆棱角之类，谓之形也。然则心主形者，心形是也；三焦形者，身形是也，此有名无形之谓也。然诸说者，认形为质，而反以《难经》为误，纷纷不分，是非混淆，盖人身以阴为本。阴阳，水火是也。心主，主心之事，为火官。三焦，原气之别使，为水官。又命门之元阳，潜行于雎间，俱相火之职分。故此二经为表里，充十二经数，应十二月，不期然而然者，学者宜详审。"

二十六难　论十五别络

【原文】二十六难曰：经有十二，络有十五，余三络者，是何等络也？

然：有阳络，有阴络，有脾之大络[1]。阳络者，阳跷之络也。阴络者，阴跷之络也。故络有十五[2]焉。

【注释】

[1] 脾之大络：十五络脉之一。络，从经脉分出的支脉。

[2] 络有十五：十二经脉在四肢部分各出一络，加上阳跷脉、阴跷脉和脾之大络，共十五络。

【语译】二十六问：人的经脉有十二条，而络脉有十五条，所余的三条别络，分别是哪些经脉的别络呢？

答：所余的三条络脉分别是阳络、阴络，以及脾经的大络。所谓阳络，是指阳跷脉的别络；所谓阴络，是阴跷脉的别络。因此别络共为十五条。

【导读】本难论述了十五别络之数。此处的"络"是指别络，又叫大络，因其在诸类络脉中是最大的分支，故言"大"。络脉有十五条，十二正经各有一条络脉，如此则共计为十二别络，所余的三条，本难明确指出，阳跷有一别络（中冲），阴跷有一别络（照海），以及脾的另一条别络（大包），如此共得十五别络之数。

二十七难　论奇经八脉的名称和功能

【原文】二十七难曰：脉有奇经八脉[1]者，不拘[2]十二经，何也？

然：有阳维，有阴维，有阳跷，有阴跷，有冲，有督，有任，有带之脉。凡此八脉者，皆不拘于经，故曰奇经八脉也。

经有十二，络有十五，凡二十七气，相随上下，何独不拘于经也？

然：圣人[3]图[4]设沟渠，通利水道，以备不然[5]。天雨降下，沟渠溢满，当此之时，霶霈[6]妄行，圣人不能复图也。此络脉满溢，诸经不能复拘也。

【注释】

[1] 奇经八脉：奇（qí），异也。指不同于十二正经的另一类经脉。一说奇（jī），数目不成双，指奇经没有表里配偶的经脉。

[2] 拘：约束，限制。

[3] 圣人：此指学识修养高深的人。

[4] 图：反复考虑、谋划的意思。

[5] 然：《脉经》作"虞"，有预料之意，

义顺，应据改。

[6] 霶霈（páng pèi 旁配）：雨下得很大的样子。

【语译】二十七问：经脉中有奇经，这怎么解释呢？

答：在经脉中，有阳维脉，有阴维脉，有阳跷脉，有阴跷脉，有冲脉，有督脉，有任脉，有带脉，这八条经脉都不在十二经脉范围之内，所以称它们为奇经八脉。

问：经脉有十二，络脉有十五，所有这二十七条经络的脉气，都在人体周身上下运行，为什么单单奇经不限制在十二经脉之内呢？

答：譬如古代的圣人们设计开掘沟渠，疏通水道，就是为了防备意料不到的灾害。天降大雨，就会使水渠沟道的水漫溢泛流，大量的雨水就会泛滥成灾，这个时候，圣人也不可能再把水堵住。这就好像奇经流溢一样，十二经脉也不能限制它。

【导读】本难论述了奇经八脉的名称和功能，并阐明了正经与奇经的关系。

1. 奇经的含义及其与正经的区别　所谓奇经，是指冲脉、任脉、督脉、带脉、阳跷脉、阴跷脉、阴维脉、阴维脉的总称。共为八条，故曰"八脉"。之所以言其"奇"，奇者，异也，别也，即指此八条经有别于十二正经。正如《勿听子俗解八十一难经》说："奇经者，奇异各别于正经，不在卜二经之拘制也。"之所以将此八脉归之于奇经一类，是因为奇经的分布不像十二正经那样有规律，如上肢即无奇

经的分布；二是这八条经脉除带脉横行外，余皆自下向上循行，也不同于十二正经中有上有下；三是奇经与内脏间无络属关系；四是奇经之间均无阴阳表里配属；五是所有的奇经均无经别、经筋、皮部。

2. 奇经八脉的主要功能　原文说："圣人图设沟渠，通利水道……不能复图也。"就是以取象比类的思维方法，说明了奇经八脉的功能，及其与十二正经在功能上的区别。十二经脉是运行气血的主干道，而奇经八脉则是具有贮蓄调节十二经脉富余的气血，正如李时珍在《奇经八脉考》中说："正经犹夫沟渠，奇经犹夫湖泽。正经之脉隆盛，则溢于奇经，故秦越人比之天雨降下，沟渠溢满，霶霈妄行，流于湖泽。此发《灵》《素》未发之秘旨也。"

3. 经脉循行的整体性　原文说："凡二十七气，相随上下。"是指人身之十二正经及十五别络中的气血运行于全身上下，是互相联系，相互贯通的，充分体现了经络在人体气血运行过程中的整体联系。

二十八难　论奇经八脉的循行

【原文】二十八难曰：其奇经八脉者，既不拘于十二经，皆何起何继[1]也？

然：督脉者，起于下极之俞[2]，并于脊里，上至风府[3]，入属于脑[4]。

任脉者，起于中极[5]之下，以上毛际，循腹里，上关元[6]，至喉咽。

冲脉者，起于气冲[7]，并足阳明之经[8]，夹脐上行，至胸中而散也。

带脉者，起于季胁[9]，回身一周。

阳跷脉者，起于跟中，循外踝上行，入风池[10]。

阴跷脉者，亦起于跟中，循内踝上行，至咽喉，交贯冲脉。

阳维、阴维者，维络于身，溢畜不能环流灌溉诸经者也[11]。故阳维起于诸阳会[12]也，阴维起于诸阴交[13]也。

比于圣人图设沟渠，沟渠满溢，流于深湖，故圣人不能拘通[14]也。而人脉隆盛，入于八脉，而不环周[15]，故十二经亦不能拘之。其受邪气，畜则肿热，砭射[16]之也。

【注释】

[1] 继：连接。

[2] 下极之俞：指前后二阴之间的会阴穴。下极，指躯干的最下部。

[3] 风府：督脉穴位，在后发际正中上一寸，枕骨粗隆直下凹陷处。

[4] 脑：此下《针灸甲乙经》有"上巅循额，至鼻柱，阳脉之海也"十二字。

[5] 中极：任脉穴位，在前正中线脐下四寸。

[6] 关元：任脉穴位，在前正中线脐下三寸。

[7] 气冲：又名气街，足阳明胃经穴位。在腹股沟部，耻骨联合上缘旁二寸。

[8] 并足阳明之经：《素问·骨空论篇》作"少阴之经"。

[9] 季胁：人体部位名，相当于侧胸第十一、第十二肋软骨部位。

[10] 风池：足少阳胆经穴位。在项后枕骨下两侧的凹陷处。

[11] 溢畜不能环流灌溉诸经者也：指阳维脉和阴维脉满溢着气血而不随十二经循环周流。溢，满。畜，通"蓄"，蓄积。

[12] 诸阳会：指足太阳膀胱经的金门穴处，在外踝的前下方。

[13] 诸阴交：指足少阴肾经的筑宾穴处，在内踝之上。

[14] 拘通：拘，限制，约束。通，流行通畅。

[15] 不环周：指奇经八脉对气血只有贮蓄调节作用，不像十二正经那样环绕周流。

[16] 砭射：用砭石刺射放血的疗法。

【语译】二十八问：奇经八脉既然不限制在十二经脉系统之内，那么，它们的循行都是从哪里开始，又到哪里结束呢？

答：督脉起始于会阴，沿着脊柱内侧上行至头枕骨下方的风府穴，进入颅内，联属于脑。

任脉起始于中级穴的下面，向上经过阴毛处，沿腹腔内部，上行至关元穴，到达咽喉部。

冲脉起始于气冲穴，随着足阳明胃经，挟脐旁两侧上行，到胸部而分散。

带脉起始于胸侧的季胁部，环绕腰腹一周。

阳跷脉起始于足跟内部，循足外踝，沿肢体外侧向上进入项上的风池穴。

阴跷脉起始于足跟中，循足内踝，沿肢体内侧向上入咽喉部，与冲脉交会贯通。

阳维脉和阴维脉，主维系和联络周身经脉，调节气血灌注到各经脉。所以阳维起始于各阳经会合处的金门穴，阴维脉起始于各阴经会合处的筑宾穴。

奇经八脉的生理功能，就像圣人考虑开挖沟渠一样，当沟渠水量充满外溢时，就会流入到深湖中，所以，圣人治水不局限于开通沟渠。人的经脉气血也是同样的道理，当经脉中气血充盛时，也会流入到奇经八脉，不像十二正经那样环绕周流。所以，十二经脉也不能制约奇经八脉。如果奇经八脉受到病邪侵袭，邪气内阻，蓄积日久，就会发生肿热的病证，可以用砭石刺射的方法放血治疗。

【导读】 本难紧承二十七难的内容，重点讨论了奇经八脉的循行起止。结合后世的研究，现将奇经八脉的准确循行部位分述如下。

1. 督脉 起于胞中，下出会阴，沿脊柱后面上行，至项后风府穴处进入颅内，络脑，并由项沿头部正中线，经头顶、额部、鼻部、上唇，抵达上唇系带的龈交穴处。

2. 任脉 起于胞中，下出会阴，经阴阜，沿腹部和前胸正中线上行，至咽喉，上行至下颌部，环口唇，沿面颊，行至目眶下。

3. 冲脉 起于胞中，下出会阴，从气冲穴起，与足少阴肾经相并，挟脐上行，散行于胸中，再向上行，经喉，环绕口唇，到达目眶下。其分支，从气冲穴处分出，沿大腿内侧进入腘窝，再沿胫骨内缘下行到足底。又有支脉从内踝后分出，向前斜入足背，进入足大趾。

4. 带脉 起于季胁，斜向下行到带脉穴处，绕身一周，在腹面的部分下垂到少腹。

5. 跷脉 阴跷脉起于内踝下的照海穴，沿内踝后直上下肢内侧，经前阴，沿腹、胸过缺盆，出行于人迎穴之前，经鼻旁到达目内眦，与手足太阳经、阳跷脉会合。阳跷脉起于外踝下申脉穴处，沿外踝后上行，经腹部，沿胸后外侧，经肩部、颈外侧，上挟口角，到达目外眦，与手足太阳经、阴跷脉会合，再上行进入发际，向下到达耳后，与足少阳胆经会合。

6. 维脉 维，即维络调节之意。阴维脉起于小腿内侧足三阴经会合处，沿下肢内侧上行，至腹部与足太阴脾经同行，到胁部与足厥阴肝经相合，然后上行至咽喉，与任脉相会。阳维脉起于外踝之下，与足少阳经并行，沿下肢外侧向上循行，经躯干部的后外侧，从腋后上肩，经颈部、耳后，向前行到额部，分布于头侧及项后，与督脉会合。

二十九难　论奇经八脉的病证

【原文】二十九难曰：奇经之为病何如？

然：阳维维于阳，阴维维于阴，阴阳不能自相维[1]，则怅然失志[2]，溶溶不能自收持[3]。阳维为病苦寒热，阴维为病苦心痛[4]。

阴跷为病，阳缓而阴急[5]；阴跷为病，阴缓而阳急。

冲之为病，逆气而里急[6]。

督之为病，脊强而厥。

任之为病，其内苦结[7]，男子为七疝[8]，女子为瘕聚[9]。

带之为病，腹满，腰溶溶若坐水中[10]。

此奇经八脉之为病也。

【注释】

[1] 阴阳不能自相维：指阴维脉和阳维脉不能互相联络维系。

[2] 怅然失志：形容失意、郁郁不舒的样子。

[3] 溶溶不能自收持：本指水缓缓流动的样子，在此形容倦怠无力的样子。

[4] 阳维为病苦寒热，阴维为病苦心痛：此句本在"腰溶溶若坐水中"句下，据《难经本义》改。

[5] 阳缓而阴急：指肢体外侧筋肉和缓而内侧拘急之状。阴，指肢体内侧；阳，指肢体外侧。缓，和缓；急，拘急。

[6] 逆气而里急：指气机上逆、腹部疼痛拘急之状。

[7] 内苦结：指苦于腹中急结不舒。

[8] 七疝：即冲疝、狐疝、癫疝、厥疝、瘕疝、㿉疝、癃疝七种疝病。

[9] 瘕聚：指腹部包块疾病。包块聚散无常，留止不定。

[10] 腰溶溶若坐水中：指腰软弱无力，像坐在水中一样不便利。

【语译】二十九问：奇经八脉的病证有哪些表现？

答：阳维脉是维系和联络全身的阳经，阴维脉是维系和联络全身的阴经，如果阴维和阳维不能互相维系，则出现精神郁郁不舒、身体痿软无力。若阳维脉发病可出现恶寒发热，阴维脉发病就出现心痛。

阴跷脉发病，可出现肢体外侧和缓而内侧拘急挛缩；阳跷脉发病，可出现肢体内侧和缓而外侧拘急挛缩。

冲脉发病，可出现腹部窘迫疼痛、胸满气逆的病证。

督脉发病，可见脊柱强直，甚至昏厥的病证。

任脉发病，常出现腹部痛，男子易发生疝气，女子易发生瘕聚等病证。

带脉发病，可见腹部胀满，腰部酸冷。

以上就是奇经八脉之病的证候表现。

【导读】本难对奇经八脉的病证进行了论述。

1. 阳维脉、阴维脉的生理功能及其病变 原文说："阳维维于阳，阴维维于阴。"就十分明确地指出了阴维脉和阳维脉的生理功能。阳维脉能维系、联络全身的诸阳经，对诸阳经的气血盛衰具有溢蓄调节作用。阴维脉能维系、联络全身的各条阴经，对阴经的气血盛衰具有溢蓄调节作用。原文用"阴阳不能自相维，则怅然失志，溶溶不能自收持"，概括了阴维脉、阳维脉发病时的病理及其临床表现。无论阳维脉失调，或阴维脉失常，都会影响阳维脉与阴维脉之间的协调关系而"不能自相维"。其所产生的症状，除见到精神抑郁不爽、怅然若失的情志障碍症状外，还有形体散软不便利的表现。此外，阳维脉为病，还可出现怕冷发热的症状。这是因为，"阳脉为表，主卫气，阳维受病，则气不卫于外，故苦寒热"（《卢经哀腋》）。阴维脉为病，还可有心痛之病，这是因为，"阴维脉为里，主营血，阴维受病则血不营于内，故苦心痛"（《卢经哀腋》）。

2. 阴跷脉、阳跷脉的病变 跷，有矫捷轻健之意。二脉从下肢内外侧分别上行到头面，具有交通周身阴阳之气和调节肌肉运动的功能，尤其是下肢的运动。阳跷脉主下肢的外展运动，阴跷脉主下肢的内收屈曲运动，还能主眼睛的开合启闭。至于二脉失调发病情况，原文说："阴跷为病，阳缓而阴急。"就指出阴跷脉有病，其循行的肢体内侧筋肉拘急不舒而外侧相对和缓。反之，"阳跷为病，阴缓而阳急"，是因为阳跷脉失常，其循行肢体外侧失调而拘急，内侧相对和缓。强调了跷脉对肢体运动的影响。输布于下肢内外侧的阴阳跷脉，若经脉之气不调则会影响内外侧肌肉筋脉的濡润营养，于病侧会出现肌肉筋脉痉挛拘急，或弛缓痿废的病证。因阴阳跷脉交于目内眦，若脉气不能养目"则目不合"，若脉气壅盛，则会"阳气盛则瞋目，阴气盛则瞑目"（《灵枢·寒热病》）。可见阴阳跷脉也与人的睡眠关系密切。阴阳跷脉作为足少阴、足太阳经的经别，经气与之相通，所以与腰脊部疾病、前后阴部疾病也多有关。所以当阴阳跷脉经气失调之时，常会出现下肢痉挛、足内翻或外翻、腰脊强痛、阴疝、目痛、失眠、嗜睡、漏下等病症。

3. 冲脉病变 原文说："冲之为病，逆气而里急。"由于冲脉"起于气冲，并足阳明之经，夹脐上行至胸中而散"（二十八难）。所以，邪在冲脉，其气上逆，或见腹中拘急疼痛。气上逆可见何症？若据"并足阳明之经"而论，必见胃气上逆之呕吐、呃逆、嗳气之症。再以"至胸中而散"言之，还可有咳嗽、气喘等肺气上逆之症，故曰"逆气"。"逆气"者，气机上逆之谓也。

4. 督脉病变 原文说："督之为病，脊之为病，脊强而厥。"督脉，循脊背中央，上络于脑，故其病变多在沿经所过的腰、脊、项、巅、脑等部位。加之作为

"阳脉之海"总督一身之阳经的功能特点，当邪中督脉时，常因经气阻滞筋脉，肢体、头项官窍失于温养，表现出腰脊强直疼痛、俯仰辗转不便、头痛项强、神昏等症。久病精气亏虚还会出现脑髓亏虚、头晕目眩、腰脊酸软等虚候。督脉过会阴处，支别联络少腹及肾脏，所以又与男女生殖功能关系密切。《素问·骨空论篇》："督脉为病，脊强反折。"《素问·风论篇》论述了风邪由经脉入脑可发生"脑风"。故督脉经气异常时可发生腰脊强痛、痉、痿病、震颤、头痛项强、眩晕、癫痫、狂、眩晕、中风、女子不孕、男子不育、癃闭、遗尿等疾病。

5. 任脉病变　原文说："任之为病，其内苦结，男子为七疝，女子为瘕聚。"所谓"其内苦结"，是指患者感觉腹部急结不舒之症。在男子表现为"疝"，在女子表现为"瘕聚"。瘕聚主要是腹部包块类疾病。其特点是包块时聚时散，推之可移，痛无定处，多由气滞血瘀所致。据任脉循行规律，多认为任脉病证主要涉及腹部、男女生殖器官、咽喉等处。主要病证有疝气、带下、瘕聚、月经不调、不孕、少腹拘急、痔、阴部肿痛、腹部气冲、咽喉疾病、产后疾病等。

6. 带脉病变　原文说："带脉为病，腹满，腰溶溶若坐水中。"这是带脉失常而产生的自觉症状。其一为自觉腹部胀满不舒；其二是腰部不适，如同坐在水中那样活动不灵。《素问·痿论篇》："阳明虚则宗筋纵，带脉不引，故足痿不用也。"指出带脉失于约束，可致下肢经脉弛缓，产生痿类疾病。现代医家多认为带脉病候主要涉及腰腹部胀满疼痛、下元不固、生殖功能异常等几个方面。主要病证有腰痛、腹满、脐腹疼痛、带下、月经不调、不孕、失精、痿病等。

三十难　论营卫的生成、运行与会合

【原文】三十难曰：荣气之行，常与卫气相随不？

然：经[1]言人受气于谷，谷入于胃，乃传与五脏六腑，五脏六腑皆受于气。其清者为荣[2]，浊者为卫[3]，荣行脉中，卫行脉外，营周不休，五十而复大会[4]，阴阳相贯[5]，如环之无端，故知荣卫相随也。

【注释】

[1] 经：据文义，此当指《灵枢·营卫生会》。

[2] 清者为荣：指水谷精气中清纯柔和，具有滋养作用者为荣气，即营气。

[3] 浊者为卫：指水谷精气中慓悍滑利，具有卫护作用者为卫气。

[4] 五十而复大会：指营气、卫气各在人身环绕五十周次之后，在夜半子时会合于手太阴肺经。

[5] 阴阳相贯：营气循行主要沿十二经脉之序，阴阳表里迭行相贯。阴阳，此指阴经和阳经。营气虽在脉内，卫气虽行脉外，然二者相互贯通，所以下句谓之"相随"。阴，指脉内循行的营气；阳，指脉外循行的卫气。

【语译】三十问：营气的运行是不是与卫气相随而行呢？

答：医经上说，人体所接受的水谷精气是来源于饮食水谷。饮食进入胃中，所产生的精微物质输布到五脏六腑，从而使五脏六腑都能得到营养物质的供应。其中清的称为营气，浊的称为卫气。营气流行在脉中，卫气流行在脉外，营气卫气在全身运转不止，一日一夜分别在人体内循行五十周次后再总地会合一次，如此则阴阳相互贯通，好像圆环一样没有终点，因此说营气卫气是相随而运行的。

【导读】本难概括地阐述了营气、卫气的来源，循行的部位、性质、情况。

1. 营卫之气的生成　营气、卫气是人体生理活动过程中极其重要的营养物质，均来源于饮食水谷，经胃的受纳腐熟、脾的运化，而后输布到五脏六腑、四肢百骸、皮毛筋骨。诚如《灵枢·营卫生会》所言："人受气于谷，谷入于胃，以传与肺，五脏六腑，皆以受气。"

2. 营气卫气的性质　原文说："其清者为荣，浊者为卫。"此处的清、浊，并非指二者的质地，而是指营卫的性质（即特性），唐宗海在解释《灵枢·营卫生会》的时候说："清浊以刚柔言，阴气柔和为清，阳气刚悍为浊。"即言营气具有精专柔和之性，卫气具有慓疾刚悍之性。《内经》数次提到，卫气"慓悍"（《灵枢·营卫生会》），是"水谷之悍气"（《素问·痹论》）。正因为卫气具有刚悍之性，所以才能表现出强而有力的卫外御邪作用，不强悍则不足以御邪。

3. 营气卫气的循行与交会　营气性质柔顺，故受脉道的约束而行于脉内；卫气慓悍滑疾，不受约束，故行于脉外。营气属阴，卫气属阳，分别在脉内脉外各行五十周次，最后总地会合一次。那么，营气、卫气在什么时间、什么部位总会一次呢？据《灵枢·营卫生会》云："营在脉中，卫在脉外，营周不休，五十度而复大会，阴阳相贯，如环无端，卫气行于阴二十五度，行于阳二十五度，分为昼夜，故气至阳而起，至阴而止……夜半而大会……故五十度而复大会于手太阴矣。"

4. 营气与卫气的关系　营气卫气的运行，虽然一在脉内，一在脉外，但二者是相互贯通、相互协调、密切配合的，这就是通常所说的"营卫和调"。故张介宾之《类经》言："卫主气而在外，然亦何尝无血，荣主血在内，然亦何尝无气。故荣中未必无卫，卫中未必无荣，但行于内者，便谓之荣；行于外者，便谓之卫。此人身阴阳交感之道，分之则二，合之则一而已。"因此本难说："荣卫相随也。"

三十一难　论三焦的部位及功能

【原文】三十一难曰：三焦者，何禀[1]何生[2]？何始何终？其治[3]常在何许[4]？可晓以不？

然：三焦者，水谷之道路，气之所终始也。上焦者，在心下，下膈，在胃上口，主内[5]而不出；其治在膻中，玉堂下一寸六分，直两乳间陷者是[6]。中焦者，在胃中脘，不上不下，主腐熟水谷；其治在脐旁[7]。下焦者[8]，当膀胱上口，主分别清浊，主出而不内，以传导也；其治在脐下一寸[9]。故名曰三焦，其府[10]在气街[11]。

【注释】

[1] 禀：接受。

[2] 生：当作"主"。

[3] 治：有两解，一指治理、管理；一指治疗，指针刺治法。似以后者为是。

[4] 许：部位、处所。

[5] 内（nà 纳）：音义同"纳"。接受，容纳。

[6] 玉堂下一寸六分，直两乳间陷者是：滕万卿认为"疑是古来注语，误入正文中者"。可参。

[7] 脐旁：指天枢穴。位于腹中部，距脐中2寸。

[8] 下焦者：此下明本《难经》有"在脐下"三字。

[9] 脐下一寸：指阴交穴。位于下腹部，前正中线上，当脐中下一寸。

[10] 府：动词。聚积，汇聚。

[11] 气街：指经脉之气汇聚流通的共同通道。

【语译】三十一问：三焦接受的是什么？主要的功能是什么？它的部位是从哪里开始？到哪里终止的？它的针刺部位常在哪里？这些内容可以讲明白吗？

答：三焦是水谷出纳运化的通道，也是人体气机活动的场所。上焦在心下，向下到横膈膜，在胃的上口；它的功能专主受纳而不排出；上焦有病时，针刺治疗的部位在膻中，即玉堂穴下一寸六分，两乳间的凹陷处。中焦的部位，在胃中脘，不偏上也不偏下；它的功能主要是腐熟消化饮食物；中焦有病时，针刺部位在脐的两旁。下焦的位置，恰在脐下的膀胱上口；它的功能主要是分别清浊，专主排出而不管受纳，所以有传导水谷糟粕的功能；下焦有病时，针刺主治的部位在脐下一寸。所以上、中、下三部合称为三焦，三焦之气汇聚于气街处。

【导读】本篇首论三焦总的生理功能为"水谷之道路，气之所终始也"。次论上、中、下焦各部的划分、生理功能以及各部位发生病变时的主治经穴。

纵览《难经》全文，涉及三焦者有八篇，分别为八难、二十五难、三十一难、三十八难、三十九难、四十五难、六十二难、六十六难。其中二十五难、三十八难提出了三焦"有名无形说"，自此引发了学界对三焦的"形名之争"；八难、六十二难、六十六难分别从三焦与原气、原穴的关系角度阐释了三焦的另外一个功能——通行原气；三十九难则论述了三焦的脏腑归类。

本难则在《灵枢·营卫生会》的基础上，对上、中、下三焦部位的划分及各部的生理功能进行了详细论述，后世据此提出了三焦的部位划分，现将《内经》《难经》及后世对三焦各部的认识归纳为下表（表10）。

表10　对三焦部位划分、生理功能以及生理特点的历代认识

名称	《内经》中三焦部位的划分	《难经》中三焦部位的划分	后世对三焦部位的划分	《内经》中三焦各部的生理功能	《内经》中三焦各部的生理特点	《难经》中三焦各部的生理功能
上焦	上焦出于胃上口，并咽以上，贯膈而布胸中	上焦者在心下，下膈，在胃上口	横膈以上，包括心、肺	上焦开发，宣五谷味，熏肤、充身、泽毛，若雾露之溉	上焦如雾	主纳而不出
中焦	中焦亦并胃中，出上焦之后	中焦在胃中脘，不上不下	膈下至脐之间，包括脾、胃、肝、胆	泌糟粕，蒸津液，化其精微，上注于肺脉乃化而为血	中焦如沤	主腐熟水谷
下焦	下焦者，别回肠，注于膀胱而渗入焉	下焦者，当膀胱上口	脐以下的腹部，包括肾、膀胱、小肠、大肠	成糟粕而俱下于大肠，而成下焦，渗而俱下，济泌别汁，循下焦而渗入膀胱焉	下焦如渎	主分别清浊，主出而不纳，主传导

本难在详细论述了三焦各部的划分及生理功能之后，还提出了各部位病变时的主治经穴："上焦者……其治在膻中，玉堂下一寸六分，直两乳间陷者是。中焦者……其治在脐旁（即天枢穴）。下焦者……其治在脐下一寸。"这是对《内经》三焦理论在临床实践方面的补充。

三十二难 论心肺的部位及与营卫的关系

【原文】三十二难曰：五脏俱等[1]，而心肺独在膈上者，何也？

然：心者血，肺者气。血为荣，气为卫[2]；相随上下，谓之荣卫。通行经络，营周于外，故令心肺在膈上也。

【注释】

[1] 五脏俱等：指五脏是相等、平等的，地位同样重要。

[2] 血为荣，气为卫：指血的营养作用及气的护卫作用。

【语译】三十二问：五脏是平等的，唯独心和肺的解剖部位在横膈以上。这是什么原因呢？

答：心脏主宰血液的运行，肺脏主宰全身的气。血具有营养全身的作用，气有护卫机体的功能。气血如影随形地循环于周身的上下左右，所以把循环于血中的营养物质和循环于脉外具有护卫机体作用的物质，分别称为营气和卫气。它们分别通行于经脉之内和布散环绕于脉外，所以心肺两脏必须居于膈上的胸中。

【导读】本难论述了心肺的部位及其与营卫的关系。

1. 心肺之位居于膈上的道理 本难主要讲了心肺属于五脏而位居膈上的道理。心肺居于膈上是解剖学中的问题，这也是在生物进化中根据生命需要而决定的。正如《难经本义》说："心荣肺卫，通行经络，营周于外，犹天道之运于上也。膈者，隔也。凡人心下有膈膜与脊胁周回相着，所以遮隔浊气，不使上熏心肺也。四明陈氏曰：此特言其位之高下耳。若以五脏德化论之，则尤有说焉。心肺既能以血气生育人身，则此身之父母也，以父母之尊，亦自然居于上矣。《黄帝内经》曰：'膈肓之上，中有父母。'此之谓也。"

2. 心肺与营卫的关系 心主血脉，主管血的循环运行。而营气行于脉中，一则为血之化生的物质基础，二则为血的主要组成部分，三则赖血以运载，所以营气常与血并称为"营血"。因此说，营气由心所主。

肺主气，可呼吸，主一身之气。既能主呼吸之气，又主一身之气的生成和气的运行。而卫气在脉外的输布，全赖肺气的宣发，因此肺之功能失常，可使卫气失于宣发。所以说，卫气由肺所主。正如《灵枢·决气》说："上焦开发，宣五谷味，熏肤、充身、泽毛，若雾露之溉，是谓气。"即言卫气与上焦肺的关系。

三十三难　论肝肺浮沉

【原文】三十三难曰：肝青象木，肺白象金，肝得水而沉，木得水而浮；肺得水而浮，金得水而沉，其意何也？

然：肝者，非为纯木[1]也，乙角也，庚之柔[2]。大言阴与阳，小言夫与妇[3]。释其微阳，而吸其微阴之气[4]，其意乐金，又行阴道[5]多，故令肝得水而沉也[6]。

肺者，非为纯金[1]也，辛商也，丙之柔[7]。大言阴与阳，小言夫与妇。释其微阴，婚而就火[8]，其意乐火，又行阳道[5]多，故令肺得水而浮也[6]。

肺熟而复沉，肝熟而复浮[9]者，何也？

故知辛当归庚，乙当归甲也。

【注释】

[1] 非为纯木、非为纯金：指肝在五行中取类比象于木，肺在五行中比类于金，但并非单纯属木、金。

[2] 乙角也，庚之柔：肝在天干配属中为乙，在五音配属中为角音；在天干的五行属性中，甲乙属木，但甲木配胆，乙木配肝，五音的角亦属木，故"乙角"在此指肝。"庚之柔"，言肝只有得庚金肃降之制约，方能保持柔和条达之性，而不至于过亢。

[3] 大言阴与阳，小言夫与妇：乙庚之间、丙辛之间的阴阳刚柔配属关系，从大处讲是阴阳交感、互根互用、对立制约、消长平衡、相互转

化的关系，从小处讲像夫妇之间的配偶关系。

[4] 释其微阳，而吸其微阴之气：指乙木消散了微弱的春阳之气，而吸收了庚金的阴气。释，解除、消散之义。微阳，指乙木正逢初春，其阳气尚微弱；微阴，指庚金是初秋之阳金，阴气乃微弱。

[5] 阴道、阳道：阴道，指庚金具有清肃下沉的运行规律。阳道，指乙木向上升发的运动规律。道，法则、规律。

[6] 肝得水而沉也、肺得水而浮也：指就观察到的现象而言，将肝放入水中，其会自然下沉；而将肺放入水中，其会自然上浮。

[7] 辛商也，丙之柔：肺在天干配属中为辛，在五音配属中为商音。在天干的五行属性中，庚辛属金，但庚金配大肠，辛金配肺，五音的商亦属金，故"辛商"在此指肺。"丙之柔"，言肺只有得丙火炎上之制约，方能防止清肃太过。

[8] 婚而就火：指辛金配丙火。阴阳相配，故以"婚"喻之。

[9] 肺熟而复沉，肝熟而复浮：熟，此指加热到可以食用的程度。此处当将肺煮熟后，由于肺泡中渗入了许多水分，反而下沉；而将肝煮熟后，由于肝中血的大量渗出，反而上浮。

【语译】三十三问：肝为青色，比象于木；肺为白色，比象于金。肝入水会下沉，但木在水里却会漂浮；肺入水会上浮，但金在水里却是下沉的。对其中的意义应怎样来解释呢？

答：肝的属性不是单纯的属木，它在

十天干中属于阴性的乙木，在五音中属于角音，是和属阳的庚金相配合的。从大的方面讲，这是阴阳相合；从小的方面来说，如同夫妇间的婚配。乙木消散了微弱的阳气，而吸收了庚金微弱的阴气，顺从了金的特性，因而表现出趋向于下的阴的规律，所以肝在水里就要下沉。

肺的属性不是单纯的属金，它在十天干中配属于阴性的辛金，在五音中配属商音，这是与丙火相配。从大的方面讲，是阴阳相配；从小的方面来说，这是夫妇相合。辛金消散了微弱的阴气，而吸收了丙火的阳气，顺从了火的性质，所以就具有向上属阳的运动规律，因此肺在水里就会上浮。

问：肺煮熟反而会下沉，肝煮熟反而会上浮。这又是什么道理呢？

答：由于辛金应当归并于庚金，就恢复了金性下沉的本性；乙木应当归并于甲木，也就恢复了木性上浮本性的缘故。

【导读】本难以五行归类的理论为依据，分别以五色、天干、五音配属肝与肺，以取象比类的方法，说明肝、肺的阴阳属性和二者之间的相互联系。

肝色青属木，在天干中配乙，五音中属角，从肝的生理特性讲，具有主升的特性。而肺色白属金，在天干中配庚，五音中属商，从肺的生理特性讲，具有主降的特性。虽然两脏的物理现象为"肺浮肝沉"（在水中），但其特性则为肝升肺降。正如《难经集注》丁锦所言："此章言阴阳互根，五行交会之理，凡人身不外乎阴阳，交则生，不交则病，离则死。越人特举肝肺而言者，肝主血而肺主气，此又以气血为一身阴阳之主也，学者既透此章之义，则前后八十一难之经义，无不可以神会而贯也。"

三十四难　论五脏所主的声、色、臭、味、液、七神

【原文】三十四难曰：五脏各有声、色、臭、味、液[1]，皆可晓知以不？

然：《十变》[2]言，肝色青，其臭[3]臊，其味酸，其声[4]呼，其液泣[5]；心色赤，其臭焦，其味苦，其声言[6]，其液汗；脾色黄，其味甘，其声歌，其液涎；肺色白，其臭腥，其味辛，其声哭，其液涕；肾色黑，其臭腐，其味咸，其声呻，其液唾。是五脏声、色、臭、味也。

五脏有七神[7]，各何所藏耶？

然：脏者，人之神气所舍藏也，故肝藏魂，肺藏魄，心藏神，脾藏意与智，肾藏精与志也。

【注释】

[1] 液：原无，据下文补。

[2]《十变》：古医经名，今已亡佚，无考。六十三难、六十四难同此。

[3] 臭：指嗅觉所感知的气味。

[4] 声：指五脏有病时所发出的病理性声音。

[5] 泣：指眼泪。

[6] 言：《素问·阴阳应象大论篇》作"笑"，可参。

[7] 七神：指魂、魄、神、意、智、精、志。

【语译】三十四问：五脏各自所主的声、色、气、味、液，这些内容可以讲明白吗？

答：在《十变》一书中说，肝所主的颜色为青色，所嗅闻的气是臊气，在五味中为酸，病理的声音为呼叫，所化生的液体为泪。心所主的颜色为赤色，所嗅闻的气是焦气，在五味中为苦，病理的声音为窃笑，所化生的液体为汗。脾所主的颜色为黄色，所嗅闻的气是香气，在五味中为甜，病理的声音为歌唱，所化生的液体为涎。肺所主的颜色为白色，所嗅闻的气是腥气，在五味中为辛，病理的声音为哭泣，所化生的液体为涕。肾所主的颜色为黑色，所嗅闻的气是腐气，在五味中为咸，病理的声音为呻吟，所化生的液体为唾。这些内容就是五脏所主的声音、颜色、嗅闻的气，以及口舌所感知的味。

问：五脏中藏有七种不同名称的神，那么各脏分别藏的神是哪一种呢？

答：五脏是神所藏的处所。肝藏的是魂，肺藏的是魄，心藏的是神，脾藏的是意和智，肾藏的是精和志。

【导读】本难主要论述了五脏与五色、五嗅、五味、五声、五液的配属以及五脏藏神两个问题。

关于五脏所主的声、色、臭、味、液、七神的关系，原文首先以五行归类理

论，分别论述了肝、心、脾、肺、肾五脏所主的声、色、嗅、味、液。理解时应从生理和病理两方面去认识。在生理方面，可以泛泛地从五行归类的角度理解；在病理上，则要从临床表现去理解。尤其是"臭"，实指病人在相关脏病理状态下所出现的嗅觉异常；"呼"，是指相关脏有病时所发出的叫喊声音。

次论五脏藏神，此处所说的神、魂、魄、意、志、智，是狭义的神，总由心所统管，故曰"心主神"；其他的脏也参与其中，故曰"肝藏魂""肺藏魄""脾藏意与智""肾藏精与志"等。显然，神的活动是以五脏为基础的。

三十五难　论五腑功能及脏腑相合关系

【原文】三十五难曰：五脏各有所，腑皆相近，而心肺独去大肠、小肠远者，何也？

然：经[1]言心荣肺卫，通行阳气[2]，故居在上；大肠、小肠，传阴气而下[3]，故居在下，所以相去而远也。

又诸腑者，皆阳也，清净之处。今大肠、小肠、胃与膀胱，皆受不净[4]，其意何也？

然：诸腑者，谓是。非也[5]。经[6]言小肠者，受盛之腑也；大肠者，传泻行道之腑[7]也；胆者，清净之腑[8]也；胃者，水谷之腑[9]也；膀胱者，津液之腑[10]也。一腑犹无两名，故知非也。小肠者，心之腑；大肠者，肺之腑；胆者，肝之腑；胃者，脾之腑；膀胱者，肾之腑。

小肠谓赤肠[11]，大肠谓白肠，胆者谓青肠，胃者谓黄肠，膀胱者谓黑肠，下焦所治[12]也。

【注释】

[1] 经：上古文献，无所考。

[2] 通行阳气：即心肺通行营卫气血的功能。阳气，此指营卫之气。营卫二气为水谷精粗所化生，与下文水谷糟粕之阴气相对而言。

[3] 传阴气而下：指大肠和小肠有向下传导水谷残渣和秽浊之气的功能。阴气，指水谷残渣和秽浊之气。

[4] 皆受不净：指大肠、小肠、胃、膀胱所受纳的饮食物及其糟粕，是与五脏所藏的精气相对而言的，是为"不净"。

[5] 诸腑者，谓是。非也：指六腑都属阳是对的，但认为都是清净之处是不对的。

[6] 经：据文义当指《素问·灵兰秘典论篇》。

[7] 传泻行道之腑：言大肠传输小肠下移的水谷糟粕，并从肛门排泄出体外。道，同"导"。

[8] 清净之腑：指胆是贮藏、澄清、洁净胆汁的器官。

[9] 水谷之腑：指胃是受纳、腐熟水谷的场所。

[10] 津液之腑：指膀胱是贮存水液的脏器。津液，本泛指体内一切正常的水液，包含泪、汗、唾、涕、涎、尿、胃液、肠液等。在此专指尿液。

[11] 肠：腑既是泻而不藏，故宜通畅。这里把胃、胆、膀胱都称之为肠，其意可能在此。下同。

[12] 下焦所治：指六腑所转输的、饮食物中人体不能再利用的废弃物质，均要经下焦排出体外。

【语译】三十五问：五脏各有一定的部位，它们与其相配合的腑都比较近，但心肺两脏距离相配合的小肠、大肠两腑的位置都比较远。这是什么道理呢？

答：医经上讲，心主营气，肺主卫气，两脏都具有通行属阳的水谷精气的功能，因此它们的位置在横膈以上。而大肠和小肠是向下传导属阴的人体不能利用的物质，因此它们的位置在膈下。所以心肺与大肠、小肠的距离比较远。

问：各腑都属阳，应当是清净的处所。但实际上大肠、小肠、胃和膀胱受纳的是饮食物及其糟粕。这其中的意义是什么呢？

答：各腑都属于阳，这是对的。如果认为它们都是清净之处，则是不对的。医经上说，小肠是接受腐熟水谷的腑；大肠是传泻糟粕的腑；胆是贮藏、清净胆汁的腑；胃是受纳和消化食物的腑；膀胱是蓄藏残余津液的腑。腑的性质和功能，应该没有两样名称，所以把它们都称为清净之处是不对的。就脏腑阴阳表里配合而言，小肠是与心表里相合的腑，大肠是与肺表里相合的腑，胆是和肝表里相合的腑，胃是与脾表里相合的腑，膀胱是和肾表里相合的腑。

根据五行归类理论，小肠被称为赤肠，大肠被称为白肠，胆被称为青肠，胃被称为黄肠，膀胱被称为黑肠，所有这些都是由下焦管辖的。

【导读】本难主要论述了以下三个问题：

1. 脏腑相合　原文说："小肠者，心之腑……膀胱者，肾之腑。"明确指出了五脏配五腑的关系，这也就是后世所说的脏腑表里关系。脏腑表里相合的基础是什么呢？其一，经脉的络属关系；其二，解剖部位的连接；其三，生理功能的相互配合；其四，病理变化的相互影响；其五，五行属性相同，如文中以脏色配腑："小肠谓赤肠，大肠谓白肠，胆者谓青肠，胃者谓黄肠，膀胱者谓黑肠。"

2. 心肺与大小肠距离较远的理由　原文认为，脏与腑相配合，有解剖部位相近这一缘由，而心肺与大小肠之间，虽然也是表里关系，为何相距甚远？原文从各自功能特点上阐明了其中的理由。因为"心主营，肺主卫"，营卫者，水谷之精气也，性质属阳，故称"清阳"。在中焦产生以后，先上升至心肺，而后布达全身；大肠、小肠具有向下通降的特性，传导输送的是水谷中人体不能利用的糟粕，属性为阴，故称为"浊阴"。这里运用阳升阴降的理论，说明了彼此之间的相互配合及距离较远的道理。

3. 六腑的生理特征　原文说"又诸腑者，皆阳也，清净之处，今大肠、小肠、胃与膀胱，皆受不净"，又说"诸腑者，谓是。非也"。这指出了六腑在阴阳属性划分方面都为阳，这是相对于五脏而言的。至于"清净"而言，有"是"者，如胆，即为"清净之腑"，因为其所藏的胆汁是清净的"精汁"，属精微物质的范围。然而胃、大肠、小肠、膀胱四者，所藏纳的内容物中有人体不能利用的废弃物质，显然这四个腑就不是"清净之处"，故曰"非也"。这是从另一方面把腑与脏作了区别。

三十六难　论肾与命门

【原文】三十六难曰：脏各有一耳，肾独有两者，何也？

然：肾两者，非皆肾也。其左[1]者为肾，右[1]者为命门。命门者，诸神精之所舍[2]，原气之所系[3]也；男子以藏精，女子以系胞[4]。故知肾有一也。

【注释】

[1] 左、右：指阴阳水火之相互关系，并非指形态部位之左右。

[2] 神精之所舍：指神气和精气藏舍的处所。

[3] 原气之所系（jì记）：指命门是维系原气生生不息之所在。系，维系。原气，又名元气，即肾间动气。

[4] 胞：指胞宫，又称女子胞，即子宫。

【语译】三十六问：五脏各自只有一个，唯独肾脏有两个。这是什么道理呢？

答：肾脏有两个，并不都称为肾，在左边的称肾，在右边的称为命门。命门是全身精气和神气所汇聚的部位，也是原气所维系的地方，在男子可以蓄藏精气，在女子可以维系子宫。因此说，肾还是只有一个。

【导读】本难论述了肾与命门的关系，以及命门的主要功能。

1. 肾与命门的关系　"肾两者，非皆肾也。其左者为肾，右者为命门。"明确指出了肾与命门的关系。如果从解剖学的角度看，左右两枚都是肾。本难是从功能上将左右两侧肾区分为肾与命门，认为左侧的是主管水液代谢的肾，右侧的是具有藏神、藏精、系原气的命门。

2. 命门的功能　本难所论命门的功能有四：其一，贮藏全身的精气；其二，参与神的活动；其三，维系原气；其四，主管生殖。所以原文说："命门者，诸神精之所舍，原气之所系也；男子以藏精，女子以系胞。"此处"神精"的"精"是指全身五脏六腑之精，与下文"男子以藏精"的"精"不同，后者显然是指生殖之精，即狭义之精。

三十七难　论五脏所通七窍及脉气阴阳

【原文】三十七难曰：五脏之气，于何发起，通于何许[1]，可晓以不？

然：五脏者，当上关[2]于九窍[3]也。故肺气通于鼻，鼻和则知香臭矣；肝气通于目，目和则知黑白矣；脾气通于口，口和则知谷味矣；心气通于舌，舌和则知五味矣；肾气通于耳，耳和则知五音矣。

五脏不和，则九窍不通；六腑不和，则留结为痈。

邪在六腑，则阳脉不和；阳脉不和，则气留之；气留之，则阳脉[4]盛矣。邪在五脏，则阴脉不和；阴脉不和，则血留之；血留之，则阴脉[4]盛矣；阴气太盛，则阳气不得相营[5]也，故曰格[6]。阳气太盛，则阴气不得相营也，故曰关[6]。阴阳俱盛，不得相营也，故曰关格[7]。关格者，不得尽其命而死矣。

经[8]言气独行于五脏，不营于六腑者，何也？

然：夫气之所行也，如水之流，不得息也。故阴脉营于五脏，阳脉营于六腑，如环无端，莫知其纪，终而复始，其不覆溢[9]；人气内温于脏腑，外濡于腠理。

【注释】

[1] 于何发起，通于何许：从哪里产生，到达什么部位。

[2] 关：《灵枢·脉度》作"阅"，义胜。

[3] 九窍：《灵枢·脉度》作"七窍"，为是。

[4] 阳脉、阴脉：《灵枢·脉度》和《甲乙经》卷一作"阳气""阴气"。

[5] 营：往来运行之意。

[6] 格、关：据《素问·六节藏象论篇》《灵枢·脉度》《灵枢·终始》《灵枢·禁服》，二字均互倒。当正之。

[7] 关格：指阴阳经脉之气阻隔不通的病证。关，关闭不通之意；格，格拒于外之意。

[8] 经：上古文献，无所考。

[9] 覆溢：覆，倾倒；溢，泛滥而向外流淌。

【语译】三十七问：五脏的精气，从哪里出发，到达什么部位，这些可以讲明白吗？

答：五脏的功能活动常常联系到上部头面的七窍。肺的精气上通于鼻，鼻的功能和调就能辨知气味的香臭；肝的精气上通于眼睛，眼睛的功能和调就能察看颜色的黑白；脾的精气上通于口腔，口腔的功能和调就能品尝五谷的滋味；心的精气上通于舌，舌的功能和调就能分辨酸、苦、甘、辛、咸五味；肾的精气上通于耳，耳的功能和调就能分辨角、徵、宫、商、羽五音。

如果五脏的功能失常，就会导致七窍的功能障碍；六腑的功能失常，就会使气血留滞郁结而发生痈疡。

病邪侵袭六腑，就会导致阳脉失调；阳脉失调，就会使气的运行发生留滞；气的运行不畅，就会使阳气偏盛。病邪侵袭五脏，就会导致阴脉失调；阴脉失调就会使血的运行瘀阻；血的运行瘀阻，就会使阴气偏盛。阴气过于偏盛，就会使阳气不能运行，这叫作格。阳气过于偏亢，就会使阴气不能正常运行，这叫作关。如果阴阳二气都偏盛了，使人体阴阳内外之间都不能相互运行，就叫作关格。如果发生了关格，就不能尽享天年而过早夭亡。

问：医经上说，精气只能运行到五脏，而不能运行到六腑。这是什么道理呢？

答：精气的运行，像水的流动一样，没有停止的时候。所以阴脉的精气运行于五脏，阳脉的经气运行于六腑，像圆环一样没有起止点，也无法计算它流转的次数，总是周而复始地循行，不会像水那样倾倒或外溢。因此说，人体的精气，在内温养脏腑，在外滋润腠理。

【导读】本难着重论述了五脏与头面五官的关系、邪气伤犯脏腑阴阳所致的病证等问题。

1. 五脏与头面孔窍的关系　原文用"五脏者，当上关于九窍"及"五脏不和，则九窍不通"句，强调了五脏与头面孔窍的关系。此难观点与《灵枢·脉度》的观点一致。其一，原文指头面孔窍活动所需的营养物质来源于五脏，凭借五脏的功能活动及所输送精气的营养，才维持了五官的视、听、嗅、辨滋味、别五味的功能。如果五脏功能失常所输送的精气不足，就会使五官的功能障碍而发病，故曰："五脏不和，则九窍不通。"因此，后世则据此精神，对五官的病证均以脏腑作为治疗的根本。其二，本难还简要地介绍了头面五官的功能。即目能"知黑白"，鼻能"知香臭"，口能"知谷味"，舌能"知五味"，耳能"知五音"。

2. 邪气侵犯脏腑阴阳部位不同，所致病理变化各异　由于五脏六腑各有其不同的功能特点，其经脉循行部位也各异，所以邪气伤脏、伤腑之后所出现的病理变化，必然会有很大的区别。原文指出：

（1）内关：邪气伤脏，就会使阴脉不和，可以使阴血运行不畅而瘀阻，如此就会导致阴脉的邪气偏盛，阻碍了阳脉之气向阴脉的流入。这种病理状态在《灵枢·脉度》中称之为"关"，或曰"内关"，而本节则谓之曰"格"。

（2）外格：邪气伤腑，就会使阳脉失和，阳脉失和就会使阳气运行不畅而阻遏，导致阴脉之气不能向阳脉流行。这种病理状态在《灵枢·脉度》中称为"格"，或谓"外格"，而本节则谓之"关"。

（3）关格："关格"这种病理状态的产生，是由于邪气既伤五脏，又伤六腑，使阴脉、阳脉之气都失常，于是阴脉、阳脉的邪气俱盛，阴脉之气和阳脉之气不能相互往来运行导致的。

三十八难　论脏五腑六

【原文】三十八难曰：脏唯有五，腑独有六者，何也？

然：所以腑有六者，谓三焦也。有原气之别[1]焉，主持诸气，有名而无形，其经属手少阳。此外腑[2]也，故言腑有六焉。

【注释】

[1] 原气之别：指原气之别使。别使，役使之意。

[2] 外腑：三焦有名而无形，不与五脏相配，是五脏相合之外的一腑，故名外腑。

【语译】三十八问：脏只有五个，属腑的器官却有六个。这是什么道理呢？

答：属于腑的器官之所以有六个，是其中有三焦的缘故。三焦是原气的别使，主持人一身的气机和气化，只有名称而没有具体的形质。它的经脉是手少阳经，这是五腑之外的另一个腑，所以说属于腑的器官有六个。

【导读】本难解释脏五腑六的原因，并简要叙述了三焦的主要功能。

1. 腑有六个的理由　在三十五难中，分别叙述了胆、胃、大肠、小肠、膀胱的主要功能，以及此五者与五脏的阴阳表里关系。脏有五，与之相表里的腑也有五，何以又有"六腑"之说呢？本难便以此为论题的切入点，解释了"腑独有六者"的原因。腑之所以有六个，就是因为在胆、胃、大肠、小肠、膀胱五者之外，又有三焦，"故言腑有六焉"。

2. 三焦的功能　原文"有原气之别焉，主持诸气"，简要地指出了三焦的两大功能：一为"原气之别"使。肾中精气所化生的原气，以三焦为通道输布于全身，发挥其激发推动的功能。二是"主持诸气"。即言三焦不但是人体之气运行的通道和气化活动的场所，而且是原气发生（在下焦肾）和输布的通道，是营卫之气化生之处（中焦的脾胃），是宗气形成及体内清浊之气交换的场所（上焦肺）。可见，人体所有气的生成、运行，无不与三焦有关，故言三焦"主持诸气"。

三十九难　论腑五脏六

【原文】三十九难曰：经[1]言腑有五、脏有六[2]者，何也？

然：六腑者，正[3]有五腑也，五脏亦有六脏者，谓肾有两脏也。其左为肾，右为命门。命门者，精神之所舍[4]也；男子以藏精，女子以系胞，其气与肾通。故言脏有六也。

腑有五者，何也？

然：五脏各一腑，三焦亦是一腑，然不属于五脏[5]，故言腑有五焉。

【注释】

[1] 经：据文义指《内经》。

[2] 腑有五、脏有六：腑有五指胃、大肠、小肠、胆、膀胱而言；脏有六指肝、心、脾、肺、肾、命门。

[3] 正：指与五脏相合的正腑。

[4] 舍：处所。别本作"会"。会，聚。有藏居的意思。

[5] 三焦亦是一腑，然不属于五脏：指三焦有名而无形，不与五脏相配，是五脏相合之外的一腑。

【语译】三十九问：医经上说，属于腑的器官只有五个，属于脏的器官却有六个。这是什么道理呢？

答：所说的六腑，其实只有五腑。把五脏称为六脏，是因为肾有两枚，左边的是肾，右边的是命门。命门是全身精气和神气所藏居的部位，在男子则有藏精的功能，在女子则有维系子宫的功能。命门与肾之间有原气相通，因此说属脏的器官有六个。

属于腑的器官有五个，这是什么道理呢？

答：五脏各与一腑配合，三焦虽然也属于腑，但是不与五脏配合，所以说只有五腑。

【导读】本难解释了脏有六、腑有五的道理，并在继三十六难之后，重新强调命门的功能。

1. 脏有六的理由　本难十分明确地指出了命门亦为一脏的观点。由于命门具有藏精、舍神、主生殖的功能，故将其视为脏。本难运用《素问·五脏别论篇》中划分脏与腑的原则，即"五脏者，藏精气而不泻也，故满而不能实也"。这就是确定某一器官是否属于脏的标准。命门的功能符合这一标准，故秦越人将其划归于脏，于是就合计为六脏。

2. 腑有五的道理　原文从脏腑相配的角度，指出了腑有五的道理。在脏腑相配合的理论中，心与小肠相合、肺与大肠相合、肝与胆相合、脾与胃相合、肾与膀胱相合，唯独三焦无以匹配，故《内经》称之为"孤府"，这也是本节言腑有五的依据。

3. 命门与肾的关系　原文说："命门者……其气与肾通。"即指明了肾与命门的密切关系，此处的"气"当指原气。原气是沟通命门与肾的中介和纽带。《难经会通》曰："其气与肾通者，言命门之原气，与右肾相通也。"

四十难　论鼻嗅耳闻

【原文】四十难曰：经[1]言，肝主色[2]，心主臭[3]，脾主味[4]，肺主声[5]，肾主液[6]。鼻者，肺之候，而反知香臭；耳者，肾之候，而反闻声。其意何也？

然：肺者，西方金也，金生于巳[7]，巳者南方火，火者心，心主臭，故令鼻知香臭。肾者，北方水也，水生于申[7]，申者西方金，金者肺，肺主声，故令耳闻声。

【注释】

[1] 经：上古文献，无所考。

[2] 肝主色：肝开窍于目，目能视五色，故谓"肝主色"。

[3] 心主臭（xiù 嗅）：臭，一作嗅闻，一作气味的总称。

[4] 脾主味：《难经会通》："脾气通于口，故主味。"

[5] 肺主声：肺主喉，喉为发声部位，所以说"肺主声"。

[6] 肾主液：《勿听子俗解八十一难经》：

"肾主水而应冬，水性濡润，故肾主液。"

[7] 金生于巳、水生于申：巳、申为十二地支的两个支符，其与五行的配属规律：巳午属火配南方，申酉属金配西方，寅卯属木配东方，亥子属水配北方，丑戌辰未属土配中央。故言金生于巳位，属火的南方，水生于申位，属金的西方。

【语译】四十问：医经上说，肝主视五色，心主嗅五气，脾主辨五味，肺主发五声，肾主津液的濡润。那么鼻为肺之窍，是肺的外候，肺主声音反而主嗅闻香臭；耳是肾之窍，为肾的外候，肾主液反而主闻听声音。这究竟是什么缘故呢？

答：肺属于西方金，按五行相生规律，金生于巳，巳是南方火，心属火，因为心主嗅，所以使肺之窍鼻有嗅闻香臭的功能。肾属于北方水，按五行相生规律，水生于申，申属西方金，肺属金，因为肺主发声，所以使肾之窍耳有听到声音的功能。

【导读】本难首先指出五脏分别对声、色、味、嗅、液各有所主的内容，然后又以五行理论解释五脏之间的相生关系，从而阐述鼻知臭、耳闻声的功能。

1. 五脏所主 本难所讲的"肝主色，心主臭，脾主味，肺主声，肾主液"的理论与《内经》不同，历代注家认识也各有差异。纳之不外有二：一从五脏功能为解。如肝开窍于目，目能视五色，故曰"肝主色"；脾开窍于口，口能知饮食五谷之滋味，故曰"脾主味"；肺主咽喉，咽喉是发音的器官，肺气出入是发声的动力，所以说"肺主声"；"肾者水脏，主津液"（《素问·逆调论篇》），津液能濡润全身，故曰"肾主液"。二从五行理论为解，如《勿听子俗解八十一难经》即以五行归类理论为据释之。

2. 鼻嗅耳闻的生理 本难解释鼻之所以能嗅香臭，耳之所以能闻声音，是源于内脏生理的相互依赖，所谓"金生于巳""水生于申"，是指鼻虽为肺窍，但肺的功能源自于心，心本主嗅，所以这一功能由肺之窍——鼻来完成。心藏神，鼻之嗅觉虽为肺之所主，但由心神所统管，故曰"心主臭"；耳虽为肾之窍，但肾之窍——耳能闻声功能源自于肺，肺本主声，故而耳主闻声。

四十一难　论肝有两叶

【原文】四十一难曰：肝独有两叶，以何应也？

然：肝者，东方木也。木者，春也。万物始生，其尚幼小[1]，意无所亲[2]，去太阴[3]尚近，离太阳[3]不远，犹有两心[4]，故有两叶，亦应木叶也。

【注释】

[1] 其尚幼小：肝气应于春，春季万物刚刚生长，皆尚幼小。

[2] 意无所亲：指不与其他某一方特别亲近。

[3] 太阴、太阳：此指节令。太阴指冬令，太阳指夏令。与经脉无涉。可与七难相参。

[4] 犹有两心：肝应春，春离冬不远，距夏也近，介于冬夏之间，恋于冬，倾于夏，如有两颗心。

【语译】四十一问：肝脏独有两叶，这是和什么事物相应的呢？

答：肝脏属于东方木，木应于春，这时万物开始萌生发芽，由于还幼小，好像没有亲近的事物。春季离冬天还较近，距离夏天也不远，介于严寒的冬季与炎热的夏季之间，好像有两心而不专属一样，所以肝有两叶。这和草木的幼苗，像种子刚抽芽时裂开为两叶的现象相应。

【导读】本难采用取象比类的方法，阐释了肝有两叶的机制。《难经》的作者通过解剖发现肝在结构上分为两叶，但又无法从结构学原理对其进行解释，即用当时最为盛行的阴阳五行理论对此作了解释。"东方生风，风生木，木生酸，酸生肝"（《素问·阴阳应象大论篇》）。指出肝于五行中属木，在方位上应于东方，在季节通于春季，此时离严寒隆冬的太阴之令不远，又距炎热盛夏的太阳之令相近，介于二者之间，即言肝像人有二心，意不专一，故生两叶。而且春季阳气初萌，万物始生，植物种子刚发芽时，从其甲壳中裂为两瓣，肝之形象亦类于此，所以其有两叶。

现代解剖学也验证肝分为左右两叶。可见，本难所说肝分两叶不是臆猜，而是在实际解剖的基础上提出的。至于为何是两叶的理由，是古人受认知思维方法所限，学习时既不要拘泥于所释之理，也不可责难和苛求于古人。

四十二难　论脏腑形态与功能

【原文】四十二难曰：人肠胃长短，受水谷多少，各几何？

然：胃大[1]一尺五寸，径[2]五寸，长二尺六寸，横屈[3]受水谷三斗五升，其中常留[4]谷二斗，水一斗五升。小肠大二寸半，径八分分之少半[5]，长三丈二尺，受谷二斗四升，水六升三合[6]合之大半[5]。回肠[7]大四寸，径一寸半，长二丈一尺，受谷一斗，水七升半。广肠[8]大八寸，径二寸半，长二尺八寸，受谷九升三合八分合之一。故肠胃凡长五丈八尺四寸，合受水谷八斗七升六合八分合之一。此肠胃长短，受水谷之数也。

肝重四斤四两，左三叶，右四叶，凡七叶，主藏魂。心重十二两，中有七孔三毛[9]，盛精汁三合，主藏神。脾重二斤三两，扁广三寸，长五寸，有散膏[10]半斤，主裹血[11]，温五脏，主藏意。肺重三斤三两，六叶[12]两耳[12]，凡八叶，主藏魄。肾有两枚，重一斤一两，主藏志。

胆在肝之短叶间，重三两三铢[13]，盛精汁三合。胃重二斤二两，纡曲屈伸[14]，长二尺六寸，大一尺五寸，径五寸，盛谷二斗，水一斗五升。

小肠重二斤十四两，长三丈二尺，广二寸半，径八分分之少半，左回叠积十六曲，盛谷二斗四升，水六升三合合之大半。大肠重二斤十二两，长二丈一尺，广四寸，径一寸，当齐右回[15]十六曲，盛谷一斗，水七升半。膀胱重九两二铢，纵广九寸，盛溺九升九合。

口广二寸半，唇至齿长九分，齿以后至会厌，深三寸半，大容五合。舌重十两，长七寸，广二寸半。咽门重十两，广二寸半，至胃长一尺六寸。喉咙重十二两，广二寸，长一尺二寸，九节[16]。肛门[17]重十二两，大八寸，径二寸大半，长二尺八寸，受谷九升二合八分合之一。

【注释】

[1] 大：指周长。下同。

[2] 径：直径。下同。

[3] 横屈：指胃在腹中盘曲的状态。

[4] 留：停留。

[5] 少半、大半：三分之一为"少半"，三分之二为"大半"。"大半"原作"太半"，据《难经本义》改。大，通"太"。

[6] 合（gě葛）：容量单位，一升的十分之一，为一合。

[7] 回肠：即大肠，与现代解剖学所称之回肠不同，现代解剖学所称之回肠是小肠下端。

[8] 广肠：指大肠以下至肛门，含现代解剖学之乙状结肠和直肠。

[9] 七孔三毛：七孔，当指上腔静脉口、下腔静脉口、肺动脉口、肺静脉口、左房室口、右房室口等心脏腔室孔窍；三毛，当指乳头肌与瓣膜之间的腱索。孔，窍也。

[10] 散膏：相当于现代解剖学之胰腺。

[11] 裹血：即裹束血液，不使其无故溢出脉外。

[12] 叶、耳：言肺的形态，垂下为叶，旁出为耳。耳，此似指肺尖。

[13] 铢（zhū 朱）：古代重量单位，十黍为一铢，二十四铢为一两。

[14] 纡曲屈伸：弯曲盘旋。

[15] 当齐右回："齐"，音、义同"脐"。明本"右回"后有"叠积"二字，以前文例，当补。

[16] 九节：徐大椿注："九节，有薄骨相连络，其节有九也。"

[17] 肛门：据上文此处指广肠，即大肠以下至肛门，含现代解剖学之乙状结肠和直肠。

【语译】 四十二问：人体肠胃的长短，受纳水谷的容量有多少，各有一定的数值吗？

回答说：胃的周长一尺五寸，直径五寸，长度二尺六寸。盘屈的容量，可以容纳水谷三斗五升，其中正常容纳的食物有二斗，水液一斗五升。小肠的周长二寸半，直径八又三分之一分，长三丈二尺，可以容纳谷物二斗四升，水液六升三又三分之二合。回肠的周长四寸，直径一寸半，长二丈一尺，可以容纳谷物一斗，水液七升半。广肠的周长八寸，直径为二又三分之二寸，长二尺八寸，可以容纳谷物的糟粕九升三又八分之一合。如上所述，

肠胃共长为五丈八尺四寸，合计可以容纳水谷八斗七升六又八分之一合。这就是胃肠的长度和所受纳水谷的总容量。

肝重四斤四两，左叶又分三小叶，右叶又有四小叶，共有七叶；肝有主藏魂的功能。心重十二两，有七孔还有三毛，可以容纳精汁二合；心有主宰神志活动的功能。脾重二斤三两，形状扁平，宽三寸，长五寸，附有散膏半斤；脾有统摄血液，能温养五脏，以及主意志的功能。肺重三斤三两，有下垂的六叶和旁出如耳的两肺尖，共为八叶；肺有藏魄的功能。肾有两枚，重一斤一两；肾有藏志的功能。

胆在肝的短叶间，重三两三铢，胆能容纳精汁三合。胃重二斤二两，纡回曲折的总长度是二尺六寸，周长一尺五寸，直径五寸，可以容纳食物二斗，水液一斗五升。小肠重二斤十四两，长三丈二尺，阔二寸半，直径八又三分之一分，向左旋转重叠有十六个弯曲，可以容纳食物二斗四升，水液六升三又三分之二合。大肠重二斤十二两，长二丈一尺，阔四寸，直径一寸，在脐下向右旋转十六个弯曲，可以容纳食物一斗，水液七升半。膀胱重九两二铢，纵阔九寸，可以贮存尿液九升九合。

口阔二寸半，从口唇到牙齿的长度是九分，从牙齿向后到会厌的长度是三寸半，容量大约有五合。舌重十两，长七寸，宽二寸半。咽门重十两，宽二寸半，从咽门到胃的长度是一尺六寸。喉咙重十二两，阔二寸，长一尺二寸，共有九节。肛门重十二两，周长八寸，直径二又三分之二寸，长二尺八寸，可容纳食物的残渣

为九升二又八分之一合。

【导读】本难从解剖学角度分四个层次对人体各脏腑器官的形态结构和部分功能进行了阐述。其一，胃、小肠、回肠（即大肠）、广肠（即乙状结肠和直肠）的长短、直径及容量。其二，肝、心、脾、肺、肾的形态、重量及功能。本难简要地叙述了五脏藏神的生理作用。对于脾，还首次提出了"主裹血"，即统血的重要生理功能，这是对《内经》中有关脾生理功能的重要补充，并为后世乃至当今医家所接受。其三，胆、胃、小肠、大肠、膀胱的重量、长短及容量。其四，口、舌、咽喉、肛门的尺寸及重量。

四十三难　论七日不食而死的机制

【原文】四十三难曰：人不食饮，七日而死者，何也？

然：人胃中常有留谷二斗，水一斗五升，故平人日再至圊[1]，一行[2]二升半，日中五升[3]，七日五七三斗五升，而水谷尽矣。故平人不食饮七日而死者，水谷津液俱尽，即死矣。

【注释】

[1] 圊（qīng 清）：厕所。

[2] 行：去也。

[3] 日中五升：前疑脱"一"字。

【语译】四十三问：人不进饮食到了第七天就会死亡。这是什么道理呢？

答：人的胃中常存留的食物为二斗，水液一斗五升。健康的人每天排泄两次大便，每次排便量约二升半，一天中就要排出大约五升，七天就是三斗五升，就将所存留的内容物全都排泄干净了。因此，健康的人七天不进饮食就会死亡，这是因为水谷所化生的精气和津液都已消耗殆尽，以致死亡。

【导读】本难根据胃的容纳量及每日糟粕的排出量计算，常人在不进饮食物的情况下，到了第七天，就会将体内贮存的物质消耗排泄殆尽，人体即断绝了精气的充养，生命无以为继，所以就会死亡。原文最后突出了"水谷津液俱尽"是不食饮七日而死的关键，说明了"人以水谷为本""人绝水谷则死"的道理，从而突出地表明了饮食在维持人体生命活动中的重要性，这是本难论题的核心。本难是对《灵枢·平人绝谷》的进一步解释，两者的学术观点一脉相承。

四十四难 论七冲门

【原文】四十四难曰：七冲[1]门何也？

然：唇为飞门[2]，齿为户门[3]，会厌为吸门[4]，胃为贲门[5]，太仓[6]下口为幽门[7]，大肠小肠会为阑门[8]，下极为魄门[9]，故曰七冲门也。

【注释】

[1] 冲：要冲，关隘。此指消化道的关键部位。

[2] 飞门：指口唇。"飞"通"扉"，即门扇，指嘴唇可以像门扇一样自由开合。

[3] 户门：指牙齿。是饮食物进入人体后遇到的第一道关卡。

[4] 会厌为吸门：会，即汇合，此处为口腔、鼻腔与食管、气管汇合处；厌，掩盖，进食时覆盖气管，防止食物误入气管。吸，吸纳处也。此处乃呼吸与消化共同的门户。

[5] 贲门：指食管与胃衔接之处。"贲"通"奔"，言饮食物由此奔流入胃。

[6] 太仓：胃的别称。

[7] 幽门：指胃的下口，言食物由此进入弯曲而幽深的小肠。

[8] 大肠小肠会为阑门：言小肠与大肠的接合处为升清降浊之处，故称为阑门。

[9] 下极为魄门：指胃肠道的最下端，是排泄糟粕的门户。魄门，即肛门。大肠与肺相表里，肺藏魄，魄门其名或与此有关。

【语译】四十四问：人身有七个冲门，分别在什么部位呢？

答：口唇称为飞门，牙齿称为户门，会厌称为吸门，胃的上口称为贲门，胃的下口称为幽门，小肠与大肠的接合处称为阑门，在胃肠道的最下端终极处称为魄门。这七个门户是消化道中最为关键的部位，所以称为七冲门。

【导读】本难首次提出了"七冲门"的概念、部位及名称。七冲门是指饮食物从进入人体到其糟粕排出体外，在整个消化道中所要经过的七道门户。其共同的生理功能是保证饮食物顺利通降而不上逆。

四十五难　论八会穴

【原文】四十五难曰：经[1]言八会[2]者，何也？

然：腑会太仓[3]，脏会季胁[4]，筋会阳陵泉[5]，髓会绝骨[6]，血会膈俞[7]，骨会大杼[8]，脉会太渊[9]，气会三焦外一筋直两乳内[10]也。热病在内者，取其会之气穴[11]也。

【注释】

[1] 经：上古文献，无所考。

[2] 八会：指脏、腑、气、血、筋、脉、骨、髓八者的会穴。

[3] 太仓：指中脘穴，位于脐上4寸。

[4] 季胁：指肋软骨处的章门穴。

[5] 阳陵泉：位于小腿外侧，当腓骨头前下方凹陷中，属足少阳胆经穴位。

[6] 绝骨：即悬钟穴。

[7] 膈俞：即膈腧穴。位于背部，当第7胸椎棘突下旁开1.5寸。

[8] 大杼：位于背部，当第1胸椎棘突下，旁开1.5寸。

[9] 太渊：位于腕横纹桡侧凹陷处，即寸口脉的位置。

[10] 两乳内：指两乳正中的膻中穴。

[11] 气穴：即腧穴。

【语译】四十五问：医经上所说的八会穴指的是哪些呢？

答：六腑之气的会聚之处在中脘穴，五脏之气的会聚之处在章门穴，筋之气血会聚在阳陵泉穴，髓之气血会聚在绝骨穴，血会聚在膈俞穴，骨之精气会聚在大杼穴，脉气会聚在太渊穴，气会聚在膻中穴，这八个腧穴就是所谓的八会穴。凡由热邪所引起的体内病变，都可以取其所会聚的腧穴进行治疗。

【导读】本难论述了八会穴的部位及其主治病证。八会，即八会穴，是指脏、腑、气、血、筋、脉、骨、髓八者精气在运行过程中的会聚处。正因为如此，这八个穴是上述八者有病时要选用的重要穴位。在临床应用时，并不仅仅局限于热病，每个腧穴都能治疗相关脏腑、组织的病症。现将八会穴的定位及主治归纳如下（表11）。

表11　八会穴的定位及主治

八会	腧穴名	主治	取穴部位
脏会	章门（脾募）	腹胀，泄泻，胁痛，痞块	第11肋端
腑会	中脘（胃募）	胃痛，呕吐，吞酸，腹胀，泄泻，黄疸，癫狂	脐直上4寸
气会	膻中（心包募）	咳嗽，气喘，胸闷，心悸，乳少，呕吐，噎膈	前正中线，平第4肋间隙
血会	膈俞	咳嗽，气喘，呕吐，噎膈，呃逆	第7胸椎棘突下，旁开1.5寸

八会	腧穴名	主治	取穴部位
筋会	阳陵泉（胆经合穴）	胁痛，口苦，呕吐，黄疸，下肢痿痹，脚气，小儿惊风	腓骨小头前下方凹陷中
脉会	太渊	咳嗽，气喘，胸痛，咯血，咽喉肿痛，腕臂痛，无脉症	掌后腕横纹桡侧端，桡动脉的桡侧凹陷中
骨会	大杼	咳嗽，发热，项强，肩背痛	第1胸椎棘突下，旁开1.5寸
髓会	绝骨（即悬钟）	项强，胸胁胀满，下肢痿痹，脚气，咽喉肿痛，痔疮	外踝高点上3寸，腓骨后缘

四十六难　论老少寤寐有别的机制

【原文】四十六难曰：老人[1]卧而不寐[2]，少壮[3]寐而不寤者，何也？

然：经[4]言少壮者，血气盛，肌肉滑[5]，气道通，荣卫之行，不失于常，故昼日精[6]，夜不寤[7]也。老人血气衰，肌肉不滑，荣卫之道涩[8]，故昼日不能精，夜不能寐也。故知老人不得寐也。

【注释】

[1] 老人：五十岁以上为老人。

[2] 寐：熟睡。

[3] 少壮：十八岁以下为"少"，三十岁为"壮"。

[4] 经：此指《灵枢·营卫生会》。

[5] 滑：徐大椿注："滑，泽也。"

[6] 精：精力充沛，精神清爽。

[7] 寤：清醒，睡醒。

[8] 涩：不滑利。

【语译】四十六问：老年人躺卧在床上而不能入睡，少壮青年人则熟睡而不容易觉醒。这是什么道理呢？

回答说：医经上说，少壮年轻的人，气血充盛，肌肉滑利，气道畅通，营气卫气的运行不违背常规，所以在白天精力充沛，精神清爽，夜间能熟睡而不易觉醒。老年人的气血已衰，肌肉不滑利，气道也不畅通，所以在白天的精神不清爽，夜间也不能熟睡。这就是老年人在夜间不能正常熟睡的原因了。

【导读】本难以老人不寐与少壮易寐为例，说明了人的睡眠与营卫运行和气血盛衰的关系，从而阐述了老少寤寐有别的机制。老人"昼日不能精，夜不能寐"的原因，是由于"血气衰，肌肉不滑，荣卫之道涩"；而少壮之人"寐而不寤"的原因，则是由于他们的"血气盛，肌肉滑，气道通，荣卫之行，不失其常"。

营卫之气的运行规律是昼日行于阳，夜间行于阴。行于阳，则阳分的营卫之气充实，阳主动、主兴奋，所以在一般情况下，人们在白昼精力充沛，精神清爽而少寐；营卫之气夜间行于阴分，则阴分的营卫之气充足，阴主静、主抑制，所以人们在夜间目瞑就寝，安卧熟睡。因此，《灵枢·口问》说："卫气昼日行于阳，夜半则行于阴，阴者主夜，夜者主卧。"

四十七难　论面部耐寒的机制

【原文】四十七难曰：人面独能耐寒者，何也？

然：人头者，诸阳[1]之会也。诸阴脉[2]皆至颈、胸中而还，独诸阳脉[3]皆上至头耳，故令面耐寒也。

【注释】

[1] 诸阳：谓六阳经之脉。

[2] 诸阴脉：指手、足三阴经。

[3] 诸阳脉：指手、足三阳经。

【语译】四十七问：人唯独面部能耐受寒冷，这是什么道理呢？

答：因为人的头部是手、足三阳经会聚的部位，手、足三阴经都是循行到颈部和胸部就不再向上循行了，只有手、足三阳经能上行到头部，所以使人的面部能够耐受寒冷的刺激。

【导读】本难讨论了人体只有面部能耐受寒冷的机制。究其机制，主要是由于手、足三阳经分布于头面，阳气通过阳经上达于头面，发挥温煦作用，头面部较其他部位更能耐受寒冷。

四十八难　论三虚三实

【原文】四十八难曰：人有三虚三实，何谓也？

然：有脉之虚实，有病之虚实，有诊[1]之虚实也。脉之虚实者，濡者为虚[2]，紧牢者为实[3]。病之虚实者，出者为虚，入者为实[4]；言者为虚，不言者为实[5]；缓者为虚，急者为实[6]。诊之虚实者，濡者为虚，牢者为实[7]；痒者为虚，痛者为实[8]；外痛内快[9]，为外实内虚；内痛外快，为内实外虚。故曰虚实也。

【注释】

[1] 诊：此指症状。

[2] 濡者为虚：指脉象濡软，为气血两虚之候。濡，同輭，软也。

[3] 紧牢者为实：指脉象坚紧有力，为邪气实之候。

[4] 出者为虚，入者为实：其一，言内伤脏腑之病为虚，可由内传外；外感六淫邪气多为实证，自外而传内。其二，指大汗、呕吐、泄泻、遗精等精气外耗者为内"出"，属"虚"；便秘、少尿、无汗等邪气内结者为外"入"，属实。

[5] 言者为虚，不言者为实：指慢性病，病情较轻而未影响神志者，语言正常为虚证；邪气郁闭，影响神志而有语言障碍者为实证。

[6] 缓者为虚，急者为实：指病来热缓的多属虚证，病来热急的多为实证。

[7] 濡者为虚，牢者为实：指医生在切脉时，按之柔软者属虚证，按之坚硬者属实证。此处之"濡""牢"，是指医生按诊时的手下感觉，与上文的濡脉、牢脉有别。但也有人以衍文处理。

[8] 痒者为虚，痛者为实：指气血亏虚，肌肤失养而表现为瘙痒者是虚证，而气血壅滞不通导致疼痛者为实证。

[9] 快：此指用手按压患处疼痛缓解，有舒适感。

【语译】四十八问：人患病有三虚三实，这讲得是什么呢？

答：（所谓"三虚三实"）指的是脉象有虚有实，病症有虚有实，诊察方面有虚有实。所谓脉象的虚实，是指细软无力的濡脉属虚，沉实有力的牢脉为实。所谓病证的虚实，一般的是指从内外出的吐、泻、失血而致的病属虚，外邪内犯入里的病多属实；神志清晰、能言语的病属虚，神志昏乱、不能言语的病属实；病势缓的属虚，病势急骤的属实。所谓诊察方面的虚和实，是指凡按之柔软的病为虚，按之坚硬的病属实；有瘙痒症状的病属虚，有疼痛症状的病属实。用手按压时，表浅层疼痛而深层舒适的病，属于外实内虚；按压时深层疼痛而表浅层舒适的病，属于外虚内实。因此说疾病有虚证，也有实证。

【导读】虚实辨证是八纲内容之一，用以辨别邪正盛衰情况，从而指导补泻治疗方法的运用。本难从脉之虚实、病之虚实、诊之虚实三个方面，对脉象、发病缓急、病传过程、局部症状反应诸方面进行诊察，辨别疾病的虚实。

1. 脉象的虚实　在生理情况下，脉象的强弱是人体气血盛衰的表现，而在病理情况下，脉象的强弱既可反映正气之盛衰，也可反映邪气之强弱。凡气血不足，正气虚衰之病，其脉多为细弱无力，故曰"濡者为虚"。若气血充足，邪气亦盛，正邪交争剧烈，其脉必然表现为坚、紧、弦、长、牢、实而有力，故曰"紧牢者为实"。这就是据脉以辨虚实。

2. 疾病的虚实　本难辨别病证之虚实主要从发病、症状、病势三方面论述。

（1）依据发病辨虚实：原文说："出者为虚，入者为实。"医家对此句的阐释有二，其一，言内伤脏腑之病为虚，可由内传外；外感六淫邪气多为实证，自外而传内。其二，指大汗、呕吐、泄泻、遗精等精气外耗者为内"出"，属"虚"；便秘、少尿、无汗等邪气内结者为外"入"，属实。虽有争议，但却都体现了发病与虚实的关系。

（2）根据症状辨虚实：原文以疾病过程中有无语言障碍的症状为例，强调了依据症状辨别病证虚实的思路。正虚的慢性疾病，病情轻浅，邪正斗争不甚激烈，尚未累及神明，神志清醒，无语言障碍者，多为虚证；而邪气壅盛的急性病患，邪气犯扰神明而致语言障碍者，多为邪盛之实证。

（3）根据病势缓急辨虚实：原文说，"缓者为虚，急者为实。"临证中虚证之病，其势多缓，如气虚、血虚、阴虚、阳虚者是；而实证之病，其势多急，如实热、食滞、痰浊、虫积者是。

3. 诊察的虚实　本难所说的凭借诊察方法辨虚实，主要从切诊和患者自觉症状等方面举例进行阐述。

（1）根据痛痒辨虚实：原文说："痒者为虚，痛者为实。"痒，多为气血不足，肌肤失荣而致，故曰"虚"。痛，不通之故也，多为邪气壅塞，经络气血闭阻不通而致，故曰"实"。

（2）根据按压软硬辨虚实：原文所说的"濡者为虚，牢者为实。"是指医生在行按诊时的手下感觉。凡所按压的部位柔软者，其病多虚；所按压的部位坚实者，必有气血瘀滞，或者邪气聚积，故多为实证。

（3）根据患者的局部反应辨虚实：原文从患者局部感觉的异常反应辨病证的虚实。一是就痛和痒而言：若以痒为主，这是局部气血亏少失养之故，所以其证多虚；若局部以痛为主，此乃局部的气血不通之故，所以其证多实。二是对按压的反应。如果在按压过程中，表浅层疼痛而深层反觉得舒适（即喜按）者，是"外实内虚"；反之，在按压过程中，表浅层感到舒适而深层疼痛者，是"外虚内实"。

四十九难　论正经自病和五邪所伤

【原文】四十九难曰：有正经自病[1]，有五邪所伤[2]，何以别之？

然：经[3]言忧愁思虑则伤心；形寒饮冷则伤肺；恚[4]怒气逆，上而不下则伤肝；饮食劳倦则伤脾；久坐湿地，强力入水[5]则伤肾。是正经之自病也。

何谓五邪？

然：有中风[6]，有伤暑，有饮食劳倦，有伤寒，有中湿。此之谓五邪。

假令心病，何以知中风得之[7]？

然：其色当赤。何以言之？肝主色，自入为青，入心为赤，入脾为黄，入肺为白，入肾为黑。肝为心邪，故知当赤色。其病身热，胁下满痛。其脉浮大而弦。

何以知伤暑得之？

然：当恶臭[8]。何以言之？心主臭[9]，自入为焦臭，入脾为香臭，入肝为臊臭，入肾为腐臭，入肺为腥臭。故知心病伤暑得之也，当恶臭[10]。其病身热而烦，心痛，其脉浮大而散[11]。

何以知饮食劳倦得之？

然：当喜苦味也。虚为不欲食，实为欲食[12]。何以言之？脾主味，入肝为酸，入心为苦，入肺为辛，入肾为咸，自入为甘。故知脾邪入心，为喜苦味也。其病身热而体重，嗜卧，四肢不收。其脉浮大而缓。

何以知伤寒得之？

然：当谵言妄语。何以言之？肺主声，入肝为呼，入心为言，入脾为歌，入肾为呻，自入为哭，故知肺邪入心，为谵言妄语也。其病身热，洒洒[13]恶寒，甚则喘咳，其脉浮大而涩。

何以知中湿得之？

然：当喜汗出不可止。何以言之？肾主湿[14]，入肝为泣，入心为汗，入脾为涎，入肺为涕，自入为唾。故知肾邪入心，为汗出不可止也。其病身热而小腹痛，足胫寒而逆，其脉沉濡而大。

此五邪之法[15]也。

【注释】

[1] 正经自病：正经，即本经。正经自病指忧愁思虑、形寒寒饮、恚怒气逆、饮食劳倦、久坐湿地等病因通过经脉影响到其相应内脏的功能失常而直接发病，既非真伤本脏，也非由他脏传变而来。强调情志饮食、日常居处、生活习惯等对人体的影响，多属内伤病因，部位多在内在里。

[2] 五邪所伤：五邪谓风、寒、暑、湿，以及饮食劳倦五种致病的邪气。五邪所伤多从六淫而论，强调天时运转、气候异常对人体的影响，多为外感病邪，病位多在外、在表。

[3] 经：据文义当指《灵枢·邪气脏腑病形》《灵枢·百病始生》等篇。

[4] 恚（huì 惠）：怒、恨。

[5] 强力入水：指性生活太过。与"强力入房"同。

[6] 中风：即伤风、被风邪所伤。

[7] 假令心病，何以知中风得之：五邪内通五脏，各伤其相应之脏，如风邪伤肝、暑邪伤心等。亦可伤及他脏。无论伤本脏、伤他脏，均有不同见症。此举心为例，论五邪所伤。余脏类推。

[8] 臭：《八十一难经集解》引孙鼎宜注："臭，当作焦，字误。"

[9] 心主臭（xiù 嗅）：此处指心主管对香、焦、腥、腐、臊气的嗅闻。臭，同"嗅"，嗅闻。

[10] 当恶臭：据上文，应为"当恶焦臭"，指心脏的原发病，有厌恶焦糊的气味。

[11] 其脉浮大而散：浮大为心的本脉，浮大兼散为心脉空虚之象，为心之病脉的脉象。

[12] 虚为不欲食，实为欲食：滑寿注："'虚为不欲食，实为欲食'二句，于上下文无所发，疑错简衍文。"可从。

[13] 洒洒（xiǎn 显）：因寒而颤栗的样子。

[14] 湿：《集览》本作"液"，可据改。

[15] 法：指五邪致病的诊察方法。

【语译】四十九问：疾病的形成，有的是由于各脏经脉原发而病的，也有的是五邪所伤而病的。怎样进行鉴别呢？

答：医经上说，过度的忧愁思虑，就会伤害心脏；形体受寒和饮食寒凉，就会伤害肺脏；恼怒过度，气机上逆，升发过度而不下行，就会伤害肝脏；饮食不节，

以及过度劳倦，就会伤害脾脏；久坐潮湿之地，或者性生活太过，就会伤害肾脏。这些就是五脏经脉原发病的发病情况。

问：什么是五邪发病呢？

答：有感受风邪而病的，有伤于暑邪而病的，有为饮食和劳倦所伤而病的，有感受寒邪而病的，有被湿邪所伤而病的。这就是五邪发病。

问：假如心经发生了病变，怎么就知道是感受风邪而得心病呢？

答：患者的面部应当出现赤色。为什么这样讲呢？因为肝主色，可以根据面色来察知五脏发病的情况。当病邪自入于肝，就会面见青色，如果邪气侵入于心就面见赤色，侵入于脾就面见黄色，侵入于肺就面见白色，侵入于肾就面见黑色。现在是肝脏的病邪传入于心，所以面部应该出现赤色。在其他方面，还可兼见发热和胁胀疼痛；病人脉象也会出现浮大的心脉和肝的弦脉。

问：根据什么可以知道是伤于暑邪而患心病的呢？

答：患者应当有厌恶嗅闻焦气的症状。为什么会有这种症状呢？这是因为心脏有主嗅五气的功能，所以可以从嗅闻气的异常表现方面，察知五脏受病情况。病邪侵入心脏而得病的，就会有厌恶闻焦气的症状；侵入脾脏，就会有厌恶闻香气的症状；侵入肝脏，就会有恶闻臊气的症状；侵入肾脏，就会有厌恶闻腐气的症状；侵入肺脏，就会有厌恶闻腥气的症状。因此，心经被暑邪所伤而得病，就会有厌恶闻焦气的症状。在其他症状方面，可以伴

有发热及烦躁、心痛。在脉象上就会出现浮大而散的特点。

问：根据什么可以知道是饮食不节，以及劳倦过度而患的心病呢？

答：患者应当出现喜食苦味的症状。为什么会有这样的症状呢？因为脾主五味的喜恶。所以，可从病人对味的喜恶来察知五脏患病的情况。病邪侵入肝脏，就会有喜食酸味的症状；侵入心脏，就会有喜食苦味的症状；侵入肺脏，就会有喜食辛味的症状；侵入肾脏，就会有喜食咸味的症状；病邪自入脾脏，就会有喜食甘味的症状。因此当脾脏的邪气侵入心脏时，就会有喜食苦味的症状。在其他症状方面，还可见到发热、身体困重、嗜卧以及四肢乏力、不能屈曲。此时脉象就会表现为浮大而缓。

问：根据什么可以知道是感受寒邪而患的心病呢？

答：患者应当有语言错乱的症状。为什么会有这样的症状呢？因为肺主五声，所以可以从患者的声音方面察知五脏的发病情况。当病邪侵入肝脏，就会有高声呼叫的症状；侵入心脏，就会有语言错乱的症状；侵入脾脏，就会有不由自主歌唱的症状；侵入肾脏，就会有呻吟的症状；邪气自入于肺脏，就会有哭泣的症状。因此，当肺脏的病邪侵入心脏，就会有语言错乱的症状特征。在其他的症状方面，可见到发热、颤栗、怕冷，甚至气喘、咳嗽。此时脉象为浮大而涩。

问：根据什么可以知道是湿邪所伤而患的心病呢？

答：患者应当有汗出不止的症状。为什么会有这样的症状呢？因为肾主五液，所以可从五液的变化方面来察知五脏的发病情况。当病邪侵入肝脏，就会有流泪的症状；侵入心脏，就会有出汗的症状；侵入脾脏，就会有流涎的症状；侵入肺脏，就会有流涕的症状；病邪自入于肾脏，就会有多唾的症状。因此，当肾脏的病邪侵入心脏，就会有汗出不止的病状。在其他病状方面，可见到发热、少腹疼痛、足胫寒冷。在脉象上会有沉濡而大的特征。

以上这些就是诊察五邪伤人五脏的常规方法。

【导读】本难重点讨论了五脏的本经自病（即原发病），以及五邪所伤而病的继发病之间的鉴别诊断。鉴别的要点是根据疾病过程中所出现的五色、五臭、五味、五声、五液，以及脉象方面的异常，进行病位诊断，体现了《内经》以五脏为主体内外统一的藏象学说在诊断学中的应用，对临床辨证有一定的指导作用。现据原文精神解析如下：

1. 正经自病　《内经》无"正经"一词，所提"正"指十二经别，言十二经别是别行之正经。如《灵枢·经别》所云"足太阳之正""足少阳之正""足阳明之正"等，杨上善注："正，谓六阳大经别行，还合腑经。""正经"一词首见于《难经》本难，指与奇经八脉相对而言的联属十二脏腑的十二经脉，提出了"正经自病"的概念，是病邪直接伤及其相通的脏器，如风与肝、湿与脾、寒与肺、情志所伤之肝与心、房事过度与肾等，直接伤害相关的内脏而病，不是其他脏变中之病邪传变而成。指出不同的病邪所伤脏器不同，病邪直接伤及相应之脏或因脏器本身过用而受损，由十二经内联的脏腑直接发病，非由他脏传变而来，即为"正经自病"。所谓伤心、伤肺、伤肝、伤脾、伤肾，其真正病位是与五脏紧密相关的经脉和经别，并非真伤本脏，只是影响到了五脏的功能。明确提出了致病因素伤脏有伤本脏与伤脏之经的区别，使人疑窦顿开，豁然开朗。

2. 五邪所伤　所谓"五邪"，是指风邪、暑邪、饮食劳倦、寒邪、湿邪五者。所谓"五邪所伤"，是指这五种病邪中的任何一种邪气都能分别伤害肝、心、脾、肺、肾五脏。由于各脏的功能特点不同，邪气的性质不同，所以同一邪气所伤的脏不同，其临床特点也有区别。例如同为风邪伤人，伤肝为"自入"，即"正经自病"，面见青色。而风邪伤心则面色赤，伤脾则面色黄，伤肺则面色白，伤肾则面色黑等。

五十难　论五邪病传

【原文】五十难曰：病有虚邪，有实邪，有贼邪，有微邪，有正邪，何以别之？

然：从后来者为虚邪[1]，从前来者为实邪[2]，从所不胜来者为贼邪[3]，从所胜来者为微邪[4]，自病者为正邪[5]。

何以言之？假令心病，中风得之为虚邪，伤暑得之为正邪，饮食劳倦得之为实邪，伤寒得之为微邪，中湿得之为贼邪。

【注释】

[1] 从后来者为虚邪：指从母传子的邪气为虚邪。

[2] 从前来者为实邪：指从子传母的邪气为实邪。

[3] 从所不胜来者为贼邪：指从克我之脏传来的邪气为贼邪。

[4] 从所胜来者为微邪：指从我所克之脏传来的邪气为微邪。

[5] 自病者为正邪：非由他脏传来，而为本脏自病的邪气为正邪。

【语译】五十问：在侵犯人体的病邪中，有的叫作虚邪，有的叫作实邪，有的叫作贼邪，有的叫作微邪，有的叫作正邪。这是怎样区分的呢？

答：从生我的母脏传来的邪气称为虚邪，从我生的子脏传来的邪气称为实邪，从克我的所不胜之脏传来的邪气称为贼邪，从我克的所胜之脏传来的邪气称为微邪，由与本脏五行属性相应的邪气直接伤及本脏的，就称为正邪。

为什么这样讲呢？例如以心脏的发病为例，风邪伤肝传及心脏而患病的称为虚邪；暑邪伤及心脏而患病的称为正邪，饮食劳倦伤脾传之于心而得病的就称为实邪；寒邪伤肺传及于心而得病的就称为微邪，湿邪伤肾传于心而得病的就称为贼邪。

【导读】本难在四十九难论述五邪发病的基础上，根据邪气的性质、发病轻重和邪气来源不同，结合五行生克乘侮理论，对五脏病传之邪的性质进行了确定并加以命名。此处的虚、实、贼、微、正，仅表示邪气传变的方向，即邪气传变途径，并不表示邪气伤人致病的危害程度。

1. 虚邪　指从母脏传至子脏的邪气。由于母在子后，故曰"从后来者为虚邪"，徐大椿注："后，谓生我者也。"如风邪犯肝（木），传及于心（火），肝木为心火之母，所以对心脏而言，"中风得之为虚邪"。其他脏类此。

2. 实邪　指从子脏传至母脏的邪气。由于子在母前，故曰"从前来者为实邪"，徐大椿注："前，我生者也。"如饮食劳倦伤脾（土），传及于心（火），脾土为心火之子，所以对于心脏而言，"食饮劳倦得之为实邪"。其他脏类此。

虚邪引起的病证为母病及子，一般病情轻，预后较好；实邪引起的病证为子病及母，一般病情重，预后较差。

3. 正邪 指与发病之脏的五行属性一致之邪，非他脏传来之邪。如暑邪的五行属性为火，受病的心脏亦属火，所以对心脏来说："中暑得之为正邪。"其他脏类此。

4. 微邪 从我克（即我所胜）之脏传来的邪气。故曰："从所胜来者为微邪。"如以心脏而言，寒邪伤肺，肺（金）为心（火）的所胜之脏，所以从肺金的寒邪传至于心（火），对于心脏来说，即为"微邪"。所以原文说："伤寒得之为微邪。"其他脏类此。

5. 贼邪 指从克我（即我的所不胜）之脏传来的邪气。故曰："从所不胜来者为贼邪。"如以心脏而言，湿邪伤肾，肾（水）为心（火）的所不胜之脏，所以从肾水传至于心火的湿邪，就属于"贼邪"。因此说："中湿得之为贼邪。"其他脏类此。

五十一难　论病人喜恶与脏腑病位

【原文】五十一难曰：病有欲得温者，有欲得寒者，有欲得见人者，有不欲得见人者，而各不同，病在何脏腑也？

然：病欲得寒，而欲见人者，病在腑也；病欲得温，而不欲见人者，病在脏也。何以言之？腑者，阳也，阳病欲得寒，又欲见人[1]；脏者，阴也，阴病欲得温，又欲闭户独处[2]，恶闻人声。故以别知脏腑之病也。

【注释】

[1] 阳病欲得寒，又欲见人：阳热偏盛之证喜寒而恶热，同时因阳主动、主外，故表现为欲见人。

[2] 阴病欲得温，又欲闭户独处：阴寒偏盛证喜温而恶寒，又因阴主静、主内，故表现为喜闭门独居。

【语译】五十一问：有的病人喜欢温暖，也有的喜欢寒凉，有的愿意见人，也有的不想见人。这些情况，各不相同。这究竟是哪个脏腑的疾病呢？

答：喜欢寒凉又愿意见人的，属于腑病；喜欢温暖，但是不愿见人的，属于脏病。为什么这样讲呢？因为腑属阳，阳主热，所以患阳病的人喜欢寒凉而又愿意见人；脏病属阴，阴主寒，所以患阴病的人喜欢温暖，又要关闭着门户，独自居住，不想听到人声。因此根据这些喜恶的症状，就可以辨别是脏病还是腑病。

【导读】本难根据阴阳学说的相关理论，从患者对寒温、动静的好恶，来判断疾病在脏还是在腑。此与九难以脉象迟数别脏病、腑病，五十二难以病象动静判断脏病、腑病，道理是一样的，均应从阴阳大义理解其精神实质。本难关于脏病、腑病喜恶，也只是从其一般阴阳属性而言的。脏病属阴，多阴证，阴证多恶寒喜热，精神衰减，厌恶见人；腑病属阳，多阳证，阳证多恶热喜寒，精神亢奋，不欲避人。但临床亦有五脏热证或虚热证，六腑寒证或虚寒证，不必拘泥于此。如在《素问·阳明脉解篇》中所说的："阳明之脉病，恶人与火。"是指阳明热病而言，与此难所言的腑病"欲得寒而欲见人"，而脏病"欲得温，又欲闭户独处，恶闻人声"，似乎相牾，实际上，两种情况在临证中皆可见之，不可拘执。

五十二难　论脏腑发病本根有别

【原文】五十二难曰：脏腑发病，根本[1]等不？

然：不等也。

其不等奈何？

然：脏病者，止而不移[2]，其病不离其处；腑病者，仿佛贲响[3]，上下行流，居处无常[4]。故以此知脏腑根本不同也。

【注释】

[1] 根本：诸注不一。一指有形质的疾病，二指疾病的缘由，亦有指脏腑的性质。

[2] 止而不移：固定不移。

[3] 仿佛贲响：指似有若无之气的游走而产生声响。

[4] 上下行流，居处无常：指上下游走无定处。

【语译】五十二问：脏和腑发生病变，在发病的原因或疾病的形质方面是不是相同的呢？

答：是不相同的。

问：是怎样的不同呢？

答：脏的疾病是固定在某处而不移动，病变的部位是不会移动的；腑的疾病，有一种无形之气流动而作响，或向上，或向下的游走，没有固定的部位。所以根据这些情况，就可以知道是脏病还是腑病。因此，脏病和腑病的根本是不同的。

【导读】本难根据阴阳学说中阴静阳动的性质以及病变过程中病位是否游走的症状特点，来判断是脏病还是腑病。由于脏属阴，阴性静，又具有"藏而不泻"的功能特点，因此有病之后，其病位多固定。而腑属阳，阳性动，又"传化物而不藏"，主通主降，所以病位可以上下移动。

本难所言的脏病、腑病，实质上是因脏腑功能失常而致的积聚病，积多属血结，是固定而有形的肿块；聚多属气聚，按之似乎有形但时有时无，部位变动不定。所以《八十一难经集解》引孙鼎宜之注曰："脏腑二字，当作积聚，涉下文误。不然，答词仅就积聚言，与问词挂漏。"但并非脏病皆不移易，腑病皆动而不居，临证不可拘泥。

五十三难　论疾病传变和预后

【原文】五十三难曰：经[1]言七传[2]者死，间脏[3]者生，何谓也？

然：七传者，传其所胜也。间脏者，传其子也。何以言之？假令心病传肺，肺传肝，肝传脾，脾传肾，肾传心，一脏不再伤[4]，故言七传者死也。假令心病传脾，脾传肺，肺传肾，肾传肝，肝传心，是母子[5]相传，竟而复始，如环无端，故曰生也。

【注释】

[1] 经：上古文献，无所考。

[2] 七传：一说认为"七"字当为"次"字。又一说，滑寿引纪氏云："自心而始，以次相传，至肺之再，是七传也。"另一说认为共传七次。

[3] 间脏：指疾病按五脏相克的顺序，不传其所克，而传间隔之所生之脏。

[4] 一脏不再伤：指一脏不会再次受病。

[5] 母子：《难经本义》作"子母"。

【语译】五十三问：医经上说，五脏的疾病是会按相克次第相传的，病情严重，主死；间隔一脏，按相生次第相传的，病情较轻，主生。这是什么道理呢？

答：所谓以次相传，是按相克规律传至其所克的脏。间脏相传，是按相生规律传至其所生的子脏。为什么这样讲呢？假如心脏有病传到肺，肺脏有病传到肝，肝脏有病传到脾，脾脏有病传到肾，肾脏有病传到心，每一脏都不会再次受到病邪的伤害，如果再次受到病传的伤害，则预后不良，主死。所谓间脏而传的规律，是病传其所生的子脏，假如心脏疾病传到脾，脾脏疾病传到肺，肺脏疾病传到肾，肾脏疾病传到肝，肝脏疾病传到心，这就是母脏与子脏之间的疾病相传规律，终而复始，像环状而没有止点。所以说，这样的传变规律预后大多良好，主生。

【导读】本难运用五行相生相克理论，说明疾病的传变规律及其预后。

1. 相克规律的传变　疾病按相克规律传变，会有传其所胜（相乘）和传其所不胜（相侮）两种方式，但本难着重论述了"相乘"而传一种。此即原文说的"传其所胜也"。如心病及肺，肺病及肝，肝病及脾，脾病及肾，肾病及心者是。

2. 相生规律传变　疾病按相克规律传变，会有母病及子和子病犯母两种方式。本难仅论述了母病及子的五脏相传。如心病及脾，脾病及肺，肺病及肾，肾病及肝，肝病及心，皆为母病及子。至于文中所说的"死""生"，要灵活看待，不可拘执。实质上是指病传方向中的顺逆而已。按相生而传，属母子传，为顺，故曰生。按相克而传，为制约太过，为逆，故曰死。

五十四难　论脏腑病治难易

【原文】五十四难曰：脏病难治，腑病易治[1]，何谓也？

然：脏病所以难治者，传其所胜也；腑病易治者，传其子也。与七传、间脏同法[2]也。

【注释】

[1] 脏病难治，腑病易治：脏病是以五脏相克规律而传的，故难治；腑病是以五脏相生规律而传的，故易治。

[2] 法：规律，道理。指相生传者生，相克传者死的一般规律。

【语译】五十四问：五脏的疾病难于治疗，六腑的疾病容易治疗。这是什么道理呢？

答：五脏的疾病之所以难治，是因为五脏的疾病要传到所克的一脏；六腑的疾病之所以容易治疗，是因为传到所生之子脏的缘故。这些与前面所讲的次传规律和间脏（即相生）而传的规律是同一个道理。

【导读】本难所讲的"脏病难治""腑病易治"与上难所论的次传、间脏传的精神基本一致。因此节末的原文说："与七（次）传、间脏同法。"其核心观点是在于突出疾病传变规律上的相克而传或相生而传的区别。如果按相克理论解释病传规律，就有相乘而传（传其所胜）和相侮而传（传其所不胜之脏）；若用相生理论解释病传规律，就有母病及子和子盗母气。

五十五难　论积聚

【原文】五十五难曰：病有积[1]、有聚[2]，何以别之？

然：积者，阴气也；聚者，阳气也。故阴沉而伏，阳浮而动。气之所积[3]名曰积，气之所聚[3]名曰聚。故积者，五脏所生；聚者，六腑所成也。积者，阴气也，其始发有常处，其痛不离其部[4]，上下有所终始，左右有所穷处[5]；聚者，阳气也，其始发无根本[6]，上下无所留止[7]，其痛无常处，谓之聚。故以是别知积聚也。

【注释】

[1] 积：病名。指血气积蓄，日积月累，积久渐成的内脏疾患。

[2] 聚：病名。指气机阻滞，暂时聚合而成的病。

[3] 积、聚：病理概念。积指血液、痰湿凝积的病理；聚指气机郁滞病理。

[4] 其痛不离其部：指积病的疼痛症状位于积病所在的部位。部，部位、病位。

[5] 上下有所终始，左右有所穷处：指积块边缘清晰，界限清楚。

[6] 根本：指形质。

[7] 上下无所留止：指聚病呈游走不定，无固定部位的特点。

【语译】五十五问：在疾病中，有一种病称作积病，有一种称作聚病。怎样加以鉴别呢？

答：积病，是属于阴的病；聚病，是属于阳的病。属性为阴的病，具有沉而潜伏的特征；属性为阳的病，具有上下游动的特性。由有形的阴血蓄积而生的病称为积，由无形的阳气郁滞而成的病称为聚。所以积病是属阴的五脏功能失常所成；聚病是属阳的六腑失常所成。由于积病是属阴的血失常所引起的病变，所以在开始发病时，就有固定的部位，疼痛也不离病变的范围，有一定的形状，上下有起止点，左右有固定的边界。聚是由属阳的气失常所引起的病变，所以开始发作时，没有固定的形质，上下移动，没有一定的停留部位，疼痛部位也不固定。因此，从上述症状中就可以鉴别出是积病，还是聚病。

【导读】本难从病机和临床表现两方面，阐述了积病和聚病的区别及其鉴别要点。积病属阴，其形成与五脏有关，病性属阴，部位深，按之有形，部位固定，界线清楚，痛有定处。而聚病属阳，其形成与六腑有关，病性属阳，部位浅，时聚时散，部位不固定，痛无定处。这与五十二难所谓"脏病者，止而不移，其病不离其处；腑病者，仿佛贲响，上下行流，居行无常"的精神一致。

本难指出积病、聚病的阴阳属性不同，"积者，阴气也"；"聚者，阳气也"，此阴气、阳气，从后文分析，当指脏腑。积多因有形湿浊败血瘀积而成，属脏；聚多由无形之气郁滞所致，属腑。盖脏阴、腑阳，血阴、气阳，阴静而阳动，阴重浊有形、阳轻清无形，所以有"阴沉而伏，阳浮而动"之论。积属阴，故"其始发有常处，其痛不离其部，上下有所终始，左右有所穷处"；而聚属阳，故"其始发无根本，上下无所留止，其痛无常处"。此外，后世医家多从气血论积聚，亦受《难经》启发。二十二难云："气主呴之，血主濡之。"气无形主动，属阳，有温煦的作用；血有形主静，属阴，有濡养的作用。积聚的病变特点，正当归于气分、血分，为临床以理气、行气、破气法治疗气分聚证，以化痰、化瘀、散结治疗血分积证提供了依据。《难经》从阴阳的基本属性判断积聚的性质，不仅具有示范作用，而且还能有效地指导临床。

五十六难　论五脏之积

【原文】五十六难曰：五脏之积，各有名乎？以何月何日得之？

然：肝之积气，名曰肥气[1]，在左胁下，如覆杯[2]，有头足[3]。久不愈，令人发咳逆、痎疟[4]，连岁不已。以季夏戊己日得之。何以言之？肺病传于肝，肝当传脾，脾季夏适王[5]，王者不受邪，肝复欲还[6]肺，肺不肯受，故留结为积。故知肥气以季夏戊己日得之。

心之积，名曰伏梁[7]，起齐上，大如臂，上至心下[8]。久不愈，令人病烦心。以秋庚辛日得之。何以言之？肾病传心，心当传肺，肺以秋适王，王者不受邪，心复欲还肾，肾不肯受，故留结为积。故知伏梁以秋庚辛日得之。

脾之积，名曰痞气[9]，在胃脘，覆大如盘。久不愈，令人四肢不收，发黄疸，饮食不为肌肤[10]。以冬壬癸日得之。何以言之？肝病传脾，脾当传肾，肾以冬适王，王者不受邪，脾复欲还肝，肝不肯受，故留结为积。故知痞气以冬壬癸日得之。

肺之积，名曰息贲[11]，在右胁下，覆大如杯。久不已，令人洒淅[12]寒热，喘咳，发肺壅[13]。以春甲乙日得之。何以言之？心病传肺，肺当传肝，肝以春适王，王者不受邪，肺复欲还心，心不肯受，故留结为积。故知息贲以春甲乙日得之。

肾之积，名曰贲豚[14]，发于少腹，上至心下，若豚状，或上或下无时。久不已，令人喘逆，骨痿少气[15]。以夏丙丁日得之。何以言之？脾病传肾，肾当传心，心以夏适王，王者不受邪，肾复欲还脾，脾不肯受，故留结为积。故知贲豚以夏丙丁日得之。

此五积之要法也。

【注释】

[1] 肥气：病名。五积之一，指因肝气郁结，气滞血瘀所致的左胁下有包块的病。

[2] 覆杯：如倒过来的杯子，下大上小。

[3] 有头足：指积块的上下界限明显。

[4] 痎疟：病名。一指疟疾的一种。二指疟疾的总称。

[5] 适王（wàng 旺）：恰好旺盛。适，副词，恰好。王，音义同"旺"，旺盛。

[6] 还：返回、归还。

[7] 伏梁：病名。五积之一，因其积块伏于脐上心下，大如臂，好像房梁之状，故名。

[8] 心下：胃脘部。

[9] 痞气：病名。五积之一，因其积块在胃

脘部，故中焦痞满不舒，故名。

[10] 四肢不收，发黄疸，饮食不为肌肤：指因脾主四肢，脾气不运则导致四肢屈伸不利，发生黄疸，饮食物中的精微物质因化生不足不能润泽肌肤。

[11] 息贲：病名。五积之一，指因肺气失宣，气急上奔，结于右胁下，症见呼吸气促、胸闷喘息、右胁有块如杯，故名。

[12] 洒淅（xiǎn xī 显西）：怕冷的样子。

[13] 肺壅：即肺痈。

[14] 贲豚（tún 屯）：病名。五积之一，指患者自觉有气从少腹上冲胸膈，如同小猪奔突一样，症见咳逆、骨瘦、少气等疾病。是脏阴寒之气上逆所致。豚，小猪。

[15] 少气：指倦怠乏力。

【语译】五十六问：五脏的积病，各有名称吗？这五种病又是哪一月、哪一日产生得呢？

答：肝的积病，名叫肥气，发生在右胁之下，有肿块突出，形状像一个倒扣的杯子一样，上下好像有头有足。日久不愈，病人就会发生咳嗽气逆、疟疾。这种疾病经年累月，难于痊愈。这种疾病是在长夏季节的戊己日发生的。为什么这样讲呢？因为肺脏的病邪传到肝脏，肝脏的病邪应当传到脾脏，但脾脏在长夏季节的戊己日是精气最旺盛的时候，此时不会接受从肝脏传来的病邪，因此病邪就会滞留在肝而成为肝的积病，所以知道肥气是在长夏的戊己土日患病的。

心脏的积病，名叫伏梁，病位在脐部的上方，病人的心下有肿块突起，外形像人的胳膊拄在那里一样。日久难愈，病人就会有心烦、心病的症状，这种积病是在秋天庚辛日所得。为什么这样讲呢？因为

肾脏的病邪会传到心脏，心脏的病邪本当传到肺脏，但肺脏恰巧在秋季庚辛之日精气最旺，此时不会接受从心脏传来的邪气，心脏的病邪就不能传给肺脏，再返还到肾，但肾脏又不接受，因此邪气就滞留在心脏，日久便成为积病了。所以知道心之积（伏梁）是在秋天的庚辛金日患病的。

脾脏的积病，名叫痞气，发生在胃脘部位，有肿块突出，像盖着的盘子一样。日久不愈，病人就会有四肢屈伸不利、黄疸，饮食物中的营养物质因化生不足而不能润泽肌肤，这种积病是在冬季的壬癸日发生的。为什么这样讲呢？因为肝脏的病邪会传到脾脏，脾脏的病邪传到肾脏，但肾脏在冬季的壬癸日是精气最旺的时候，此时不会接受从脾脏传来的病邪，脾病邪气不能传给肾脏，再返还肝脏，但肝脏也不接受，因此就滞留郁结在脾脏而成为积病了。所以知道痞气是在冬季的壬癸日发生的。

肺脏的积病，名叫息贲，发生在右胁肋下，有肿块突出，形状和大小像倒扣的杯子一样。日久不愈，病人就会有寒颤、气喘、咳嗽的症状，日久便会形成肺痈，这种积病是在春季的甲乙日形成的。为什么这样讲呢？因为心脏的病邪会传到肺脏，肺脏的病邪会传到肝脏，但肝脏在春季的甲乙日是精气最旺的时候，此时不会接受从肺传来的病邪，肺脏的病邪不能传给肝脏，就会返还心脏，但心脏也不接受，因此就会滞留郁结在肺脏而成为积病。所以知道息贲病是在春季的甲乙日发

生的。

肾脏的积病，名叫贲豚，肿块发生在小腹部，上端达到心部的下方，像小猪受惊后奔突的样子，上下没有定时。日久不愈，病人就会发生喘息上逆、骨骼痿弱、少气等症。这种病是在夏季的丙丁日发生的。为什么这样讲呢？因为脾脏的病邪会传到肾脏，肾脏的病邪会传给心脏，但心脏恰巧在夏天的丙丁日精气最旺盛，此时是不会接受邪气的。肾脏的病邪不能传给心脏，再返还给脾脏，但脾脏也不会接受，因此就会滞留郁结在肾脏而成为积病。所以知道贲豚是在夏季的丙丁日发生的。

以上内容，就是辨别五脏积病的主要法则。

【导读】本难集中论述了五脏积病的形成、临床表现，以及日久不愈的继发病变。原文运用五行相克理论，分析了五脏积病的形成机制。

五十七难　论五泄病

【原文】五十七难曰：泄[1]凡有几，皆有名不？

然：泄凡有五，其名不同。有胃泄，有脾泄，有大肠泄，有小肠泄，有大瘕泄[2]，名曰后重[3]。

胃泄者，饮食不化，色黄[4]。脾泄者，腹胀满，泄注[5]，食即呕吐逆。大肠泄者，食已窘迫[6]，大便色白，肠鸣切痛[7]。小肠泄者，溲而便脓血，少腹痛。大瘕泄者，里急后重，数至圊[8]而不能便，茎中痛[9]。此五泄之要法也。

【注释】

[1] 泄：病名。指大便次数增多，粪便质地变稀的病。

[2] 大瘕泄：病名。此指便下脓血，里急后重的疾病。

[3] 后重：症状名，即里急后重。指腹痛窘迫，时时欲泻，肛门重坠，便出不爽的临床表现。多因大肠为湿热阻滞，气机不利所致。是痢疾病的主要症状之一。

[4] 色黄：指泄下物呈黄色。

[5] 泄注：症状名。指大便泻出时如水之注，呈喷射状。

[6] 食已窘迫：症状名。指腹痛欲泻之急迫状。

[7] 切痛：症状名。指腹痛剧烈，如刀切一般。

[8] 圊（qīng青）：厕所。

[9] 茎中痛：症状名。阴茎中的尿道痛。

【语译】五十七问：泄泻病共有几种？都有名称吗？

答：泄泻病可以归纳为五种，各种泄泻的名称各不相同，有胃泄病，有脾泄病，有大肠泄病，有小肠泄病，有大瘕泄病。

胃泄病的症状，是进食后不能消化，泻下的粪便是黄色的。脾泄病的症状，是腹部胀满，泄泻时呈喷射状，进食后就要呕吐上逆。大肠泄泻病的症状，是在进食后就感到肚子痛，急切欲排便，泻下的粪便颜色发白，肠鸣，肠子像刀切一样的剧痛。小肠泄泻病的症状，是便下脓血，少腹部疼痛。大瘕泄病的症状，是急迫欲便，肛门重坠，屡次登厕而不能畅通地排便，肚子疼痛。这些就是辨别五种泄泻病的主要方法。

【导读】本难对泄泻病按脏腑进行分类，就其症状而言，主要讲了两类病：一种是泄泻病，一种是痢疾病。其一，泄泻病，是以患者的便次增加、质地稀薄为特征的疾患。古代将泄与泻分而论之，认为大便溏薄为"泄"，大便如水者为"泻"，但本难则将二者统称之为"泄"。主要为湿邪伤犯，脾胃功能失常，而致清浊不分，水谷混杂，并走于大肠而致。本难所谓的胃泄、脾泄、大肠泄，均属此类。其二，痢疾病。痢疾是以大便次数增多、腹痛、里急后重、下利赤白脓血为特征的疾病。多为湿热之邪侵及肠道所致。《内经》除称之为"痢"之外，还以"肠澼"名之。本难所说的"小肠泄"和"大瘕泄"两病即属于此。

本难则将泄泻分为五种，前四种按肠胃分类，而大瘕泄未示肠胃部位。胃泄、脾泄、大肠泄属泄泻，而小肠泄便脓血与《内经》肠澼类似。"里急后重"是大瘕泄与其他泄泻的最大区别，故徐大椿注："名曰后重一句，专指大瘕泄而言。"其临床特点，正像文中描述的"数至圊而不能便"，与今含义相同。此外，大瘕泄虽未提到脓血便，但从文义分析当为省文，前述小肠泄已有"溲而便脓血，少腹痛"，后在大瘕泄中只述其与小肠泄的区别在"里急后重"，因此可知，《难经》是首次将痢疾与普通泄泻病进行了明确区分的经典著作。后世无论将痢疾称为下痢还是滞下，均以里急后重为典型症状。

除上述将泄泻分为普通腹泻与痢疾外，《难经》按脾、胃及大肠、小肠分类，也有其学术价值。胃泄、脾泄、大肠泄以大便稀薄为特征，同时多有消化不良症状，或有轻度里急后重，但很少夹杂脓血。病理上多为脾胃腐熟、运化功能减弱所致。病因则多寒湿、饮食不节等，通过调理脾胃多能治愈。而小肠泄少腹痛、便脓血等，应由多种疾病所致，诸如慢性溃疡性结肠炎、结肠息肉、直肠息肉、肿瘤等，病情复杂，治疗非易，临证还应仔细分析，找到原发病灶，进行有针对性的辨证论治。

五十八难　论伤寒病分类及其脉象

【原文】五十八难：伤寒有几？其脉有变不？

然：伤寒有五，有中风[1]，有伤寒，有湿温，有热病，有温病，其所苦[2]各不同。中风之脉，阳[3]浮而滑，阴[3]濡而弱；湿温之脉，阳浮而弱，阴小而急；伤寒之脉，阴阳俱盛而紧涩；热病之脉，阴阳俱浮，浮之[4]而滑，沉之[5]散涩；温病之脉，行在诸经，不知何经之动也，各随其经所在而取之。

伤寒有汗出而愈，下之[6]而死者；有汗出而死，下之而愈者，何也？

然：阳虚阴盛，汗出而愈，下之即死；阳盛阴虚，汗出而死，下之而愈。

寒热之病[7]，候[8]之如何也？

然：皮寒热者，皮不可近席，毛发焦，鼻槁[9]，不得汗；肌寒热者，皮肤痛[10]，唇舌槁，无汗；骨寒热者，病无所安，汗注不休，齿本[11]槁痛。

【注释】

[1] 中风：病名。指外感风邪而患的病。

[2] 苦：痛苦。被……所苦。此指临床症状。

[3] 阳、阴：分别指寸脉和尺脉。

[4] 浮之：指诊脉手法中的浮取，即轻指力切按。

[5] 沉之：指诊脉手法中的沉取，即重指力切按。

[6] 下之：治法之一，即下法。通里攻下，又称通便法，泻下法。

[7] 寒热之病：外感病。由于外感病初期，患者症见恶寒发热，故谓外感病为"寒热病"。

[8] 候：动词。察，诊察。

[9] 槁：干枯、枯槁无光泽。下同。

[10] 皮肤痛：按上下文义疑为"肌痛"之误。《灵枢·寒热病》作"肌痛"。

[11] 齿本：牙根。

【语译】五十八问：伤寒病有几种？它们的脉象有不同的变化吗？

答：伤寒病有五种不同的类型：有中风病，有伤寒病，有湿温病，有热病，有温病。它们发病的症状各不相同。中风病的脉象，是寸部浮而滑，尺部细软而弱；湿温病的脉象，是寸部软弱，尺部细小而急；伤寒病的脉象，是尺部和寸部都表现为有力且紧涩；热病的脉象，是尺部寸部都表现为浮象，轻取时兼有滑象，重按又显出散的脉象特点；温病的脉象，由于病邪散行于各经，不易辨别是在哪一经，所以必须根据病变所在的经脉而按取其脉象。

问：治疗伤寒病时，有的用发汗法使汗出而治愈，如果运用泻下法治疗却会导致死亡；有的用发汗法使汗出而死亡，而用泻下法却会痊愈，这是什么道理呢？

答：如果病人是阳虚阴盛，那么用发汗的治法，汗出后就会痊愈；若用泻下法治疗，就会使邪气内陷而死亡。如果病人是阳盛阴虚，用发汗法治疗，汗出后阴津更加枯竭，所以会死亡；若用泻下法，急下存阴，就会病愈。

问：对于寒热性质的疾病，应该怎样诊察呢？

答：寒热病发于皮表的，症见皮肤灼痛，不能紧贴床席而卧，毛发憔悴，鼻干，不出汗；寒热病发于肌肉的，症见肌肉灼痛，唇舌干枯，不出汗；寒热病发于骨的，全身没有安适的部位，汗出如注不止，牙齿干枯，牙根疼痛。

【导读】 本难破解了伤寒病的广狭两义，并论述了伤寒病的脉象。

1. 伤寒病的广义与狭义 其中"伤寒有五"之伤寒，系广义伤寒，包括中风、伤寒、湿温、热病、温病五种病证，是外感热病的总称；后与中风等同列的伤寒，为狭义伤寒，即感受寒邪引起的外感性热病的一种。自此广义伤寒和狭义伤寒之概念分明。

2. 伤寒五病的脉象 《内经》对具体病证脉象的记载较少，外感病脉象也不例外，尤其对外感病分类及其脉象的专篇记载就更少。《难经》专论脉法，本难对外感病的分类脉象作了详细描述，切合临证，为后世医家所重视。

五十九难　论癫狂之别

【原文】五十九难曰：狂癫之病，何以别之？

然：狂疾之始发，少卧而不饥，自高贤[1]也，自辨智[2]也，自倨贵[3]也，妄笑，好歌乐，妄行不休是也。癫疾始发，意不乐，僵仆[4]，直视[5]。其脉三部阴阳[6]俱盛是也。

【注释】

[1] 自高贤：自以为高贵和贤达。

[2] 自辨智：自以善辩和聪明。辨，通"辩"。

[3] 自倨（jù句）贵：自以为高贵，因而显得傲慢。倨，傲慢。

[4] 僵仆：突然昏倒，身体僵硬不动。

[5] 直视：双目圆睁，眼球不能转动。

[6] 阴阳：指寸口的尺脉、寸脉。但狂病的阳（寸）脉盛，癫病的阴脉（尺）盛。

【语译】五十九问：狂病和癫病，怎样进行鉴别呢？

答：狂病在开始发作时，表现为睡眠少，不感觉饥饿，自以为高贵和贤达，自以为善辩聪明，自以为尊贵而傲慢，时常无端地发笑，喜欢歌唱玩乐，到处狂奔不止。癫病在开始发病时，表现为意志消沉而闷闷不乐，突然倒地，僵直不动，两眼直视。在左右手的寸、关、尺三部脉中，癫病的阴脉（尺）盛，狂病的阳脉（寸）盛。

【导读】本难从临床症状及脉象方面对狂病和癫病进行了鉴别。本难内容与《灵枢·癫狂》的精神相一致。《灵枢·癫狂》详细论述了癫狂的发病原因，各种类型癫狂病的症状，以及针刺、艾灸治疗方法。本难虽没有《内经》论述得全面，但从脉象上来论述癫狂病机，为后世历代医家研究癫狂奠定了基础。

1. 狂病　是一种以精神失常为主症的疾病。临床常见症状有狂妄自大，歌笑无常，狂言怒骂，"妄行不休"等举止失常的症状。病证性质属阳；其病机多由情志不遂，气郁化火，火热炼液为痰，痰火扰乱心神，蒙蔽清窍而成本病。其脉象特点是寸脉（阳）和尺脉（阴）均见滑数或弦数有力之阳脉。也即二十难所说的"重阳者狂"之义。

2. 癫病　是一种以精神失常为主症的疾病。本难所谓之"癫"，实乃今之痫病。痫病是一种反复发作、一过性神识障碍性疾病。本病的症状特点是发作之前，先有轻度的精神抑郁的征兆，即文中所说的"意不乐"。发作时出现突然昏倒，不省人事，双目直视，甚或抽搐，醒后如常。其脉象特征是寸（阳）、尺（阴）两部均见沉紧，或者沉迟而紧（阴脉）。此即二十难所说的"重阴者癫"之义。其病因病机多为先天不足，或者头部外伤，或情志郁结，气滞痰停，痰气搏结，阻蔽心神、脑窍而成。

六十难　论厥痛、真痛

【原文】六十难曰：头心之病，有厥痛[1]，有真痛[2]，何谓也？

然：手三阳之脉，受风寒，伏留而不去者，则名厥头痛；入连在脑者，名真头痛。其[3]五脏气相干[4]，名厥心痛；其痛甚，但在心，手足青[5]者，即名真心痛。其真[6]心痛者，旦发夕死，夕发旦死。

【注释】

[1] 厥痛：因气机逆乱而引起的疼痛。厥，气机逆乱。

[2] 真痛：此指因脏器器质性病变而引起的疼痛。因要与气机逆乱所致的功能性疼痛相区别，故曰"真"痛。

[3] 其：指代心痛病。

[4] 干：触犯。

[5] 青：青紫。《灵枢·厥病》作"清"。清，通"清"，冷也。

[6] 真：滑寿注："'真'字下当欠一'头'字，盖阙文也。"可参。

【语译】六十问：头痛病和心痛病，有的称为厥痛，也有的称为真痛。这是怎么回事呢？

答：手少阳三焦经、手阳明大肠经、手太阳小肠经三脉，感受了风寒邪气，邪气藏匿于脉内，稽留不去，经气逆乱所引起的头痛，就称为厥头痛；如果病邪深入于脑，滞留于脑髓之内所引起的头痛，就称为真头痛。在心痛病中，由于五脏经气受邪气的干扰而逆乱，由此引起的心痛称为厥心痛；如果心脏绞痛剧烈，疼痛部位仅仅局限于心前区，手足青紫并且逆冷的，称为真心痛。这种真头痛、真心痛，病情是非常危险的，早晨发病常常到晚上就会死亡，晚上发作到第二天早上就会死亡。

【导读】本难通过头痛病的两种类型和心痛病的两种证型论述了厥痛与真痛。头痛病的两种类型是厥头痛和真头痛。前者是因风寒邪气上犯手少阳胆经、手阳明大肠经和手太阳小肠经，致使三阳经气逆乱而痛。其预后好，病情轻；而后者是邪气稽留日久，内入于脑髓，"入连在脑"，病及脑实质，病情重，预后差，名曰"真头痛"，死亡率高。正如《灵枢·厥病》所说："真头痛，头痛甚，脑尽痛，手足寒至节，死不治。"

心痛病也是常见的病证，有厥痛和真痛之分。所谓心之厥痛，是五脏的任何一脏气机逆乱，波及于心，皆可致痛，凡此者谓之厥心痛。其病情轻，预后佳。所谓心之真痛，是心脏本身病变所致，其痛局限，病情严重，预后差，病死率高。故《灵枢·厥病》说："真心痛，手足清至节，心痛甚，旦发夕死，夕发旦死。"

六十一难　论四诊

【原文】六十一难曰：经[1]言望而知之谓之神[2]，闻而知之谓之圣[2]，问而知之谓之工[2]，切脉而知之谓之巧[2]，何谓也？

然：望而知之者，望见其五色以知其病。闻而知之者，闻其五音，以别其病[3]。问而知之者，问其所欲五味，以知其病所起所在[4]也。切脉而知之者，诊其寸口，视其虚实，以知其病，病在何脏腑也。

经言以外知之曰圣，以内知之曰神[5]，此之谓也。

【注释】

[1] 经：上古文献，无所考。

[2] 神、圣、工、巧：分别指医生对望诊、闻诊、问诊、切诊的技能、技术的不同掌握程度。神，精湛微妙。圣，通达事理。工，技术熟练。巧，技术精巧。

[3] 闻其五音，以别其病：通过病人所发出的呼、笑、歌、哭、呻五种声音来辨别疾病。

[4] 问其所欲五味，以知其病所起所在：通过询问对病人酸、苦、甘、辛、咸的嗜好或口中的感觉而判断疾病发生的原因和部位。

[5] 以外知之曰圣，以内知之曰神：外，指表现于外的症状、体征。内，指内部疾病而没有表现于外。观察外表的症状来诊查疾病的，称之为圣。症状没有表现于外，也能诊出疾病的，称之为神。

【语译】六十一问：医经上说，医生能通过望诊就能诊断疾病的，称之为神；借助闻诊能诊断疾病的，称之为圣；借助问诊诊断疾病的，称之为工；借助切脉诊断疾病的，称之为巧。这是什么意思呢？

答：通过望诊而知道疾病的，就是通过观察病人所表现的青、赤、黄、白、黑五色变化等外部症状，从而认识病变；通过闻诊而知道病情的，就是通过听病人所发出的呼、笑、歌、哭、呻五种声音，从而辨别疾病；通过问诊而知道病情的，就是通过询问病人对酸、苦、甘、辛、咸五味的不同嗜好或口中的不同感觉，从而了解疾病的起因和病变部位的所在；通过切脉而知道病情变化的，就是通过切按病的寸口脉象，辨别病证的虚实，就能判断病人所患的病症，以及确定疾病发生在哪一脏哪一腑。医经上说，能根据表现于外的症状就能辨别疾病的，称之为圣；而外部表现不明显，也能明辨其在内病变的，称之为神。就是这个道理。

【导读】本难扼要地论述了望、闻、问、切四诊方法及其运用原则。

1. 望诊　所谓望诊，就是指医生通过视觉，观察病人表现于表的神、色、形、态变化，作为临床诊病的方法。本难仅以五色为例加以说明。望面部五色，不但可以确定病性之寒热虚实，也可以判断病位在脏在腑，在何脏在何腑；还可以根据五色、五脏的五行病性，运用五行生克理论，判断疾病的传变规律，及其疾病的预后、吉凶、顺逆。此处是以望色例之而已，千万不可以辞害意。

2. 闻诊 所谓闻诊，本难强调了听声音。即根据病人的五声（呼、笑、歌、哭、呻），以及五音（角、徵、宫、商、羽）作为辨别病症的一种诊法。

3. 问诊 "问其所欲五味"，是问诊的内容之一。"所欲"，指病人的喜好，"所欲五味"即病人对酸、苦、甘、辛、咸五味的喜好。饮食五味是人体赖以生存的基本条件，与人体脏腑有着密切的关系，是五脏精气之本源。如《素问·五运行大论篇》云："酸生肝""苦生心""甘生脾""辛生肺""咸生肾"。但"水能载舟，亦能覆舟"，五味偏嗜也可以导致脏腑阴阳失调引起脏气偏亢而致病，故《素问·五脏生成篇》说："多食咸则脉凝泣而变色，多食苦则皮槁而毛拔，多食辛则筋急而爪枯，多食酸则肉胝胎而唇揭，多食甘则骨痛而发落，此五味之所伤也。"正所谓"阴之五宫，伤在五味"（《素问·生气通天论篇》）。

4. 切诊 切脉诊法是中医重要察病之法，在《内经》中多有专论，具体内容及操作方法，已在一难至二十一难全面述之。至于按尺肤，以及腹部的按诊内容，前面数难已述之，此处不再赘述。

六十二难　论五输穴腑独有六

【原文】六十二难曰：脏井荥有五[1]，腑独有六[2]者，何谓也?

然：腑者，阳也。三焦行于诸阳[3]，故置一腧，名曰原[4]。腑有六者，亦与三焦共一气[5]也。

【注释】

[1] 脏井荥有五：指五脏有井、荥、输、经、合五输穴。

[2] 腑独有六：指六腑除五输穴之外还有一原穴。

[3] 三焦行于诸阳：指三焦之气行于诸阳经。

[4] 故置一腧，名曰原：腧，指穴位。原，指原穴。是脏腑元气经过和停留的部位。

[5] 亦与三焦共一气：指六阳经之井、荥、输、原、经、合，也与三焦元气相通。

【语译】六十二问：五脏各有井穴、荥穴、输穴、经穴、合穴五穴，六腑却各有六穴，这是为什么呢?

答：因为六腑属阳，三焦将原气分别运行于诸阳经，所以各条阳经多了一个腧穴，这个腧穴名叫原穴。因此六腑的经脉各有六穴，这是三焦与其他五腑属阳的气是相通的缘故。

【导读】《灵枢·本输》虽然指出了五脏经脉各有井、荥、输、经、合五输穴，但却未阐述六腑经脉多一原穴的理由。本难解决了这一问题，理由是三焦及其他腑皆属阳，其气为阳气，皆根源于三焦中通行的原气，故所多的一穴亦名为原穴。

1. 五脏经脉的五输穴　详见表12。

表12　五脏经脉五输穴表

五脏经脉	井（木）	荥（火）	输（土）	经（金）	合（水）
手太阴肺经	少商	鱼际	太渊	经渠	尺泽
手厥阴心包经（代心）	中冲	劳宫	大陵	间使	曲泽
足厥阴肝经	大敦	行间	太冲	中封	曲泉
足太阴脾经	隐白	大都	太白	商丘	阴陵泉
足少阴肾经	涌泉	然谷	太溪	复溜	阴谷

2. 六腑经脉的五输穴　详见表13。

表 13　六腑经脉五输穴表

六腑经脉	井（金）	荥（水）	输（木）	原（木）	经（火）	合（土）
足太阳膀胱经	至阴	通谷	束骨	京骨	昆仑	委中
足少阳胆经	窍阴	侠溪	临泣	丘墟	阴辅	阳陵泉
足阳明胃经	厉兑	内庭	陷谷	冲阳	解溪	足三里
手少阳三焦经	关冲	液门	中渚	阳池	支沟	天井
手太阳小肠经	少泽	前谷	后溪	腕骨	阳谷	小海
手阳明大肠经	商阳	二间	三间	合谷	阳溪	曲池

六十三难　论以井为始的道理

【原文】六十三难曰：《十变》言，五脏六腑荥合[1]，皆以井为始者，何也？

然：井然，东方春也，万物之始生。诸蚑行喘息[2]，蜎飞蠕动[3]，当生之物，莫不以春生。故岁数始于春，日数始于甲[4]，故以井为始[5]也。

【注释】

[1] 荥合：此泛指井、荥、输、经、合五输穴。

[2] 蚑（qí 齐）行喘息：指生物逢春，开始活动。蚑，可泛指一切生物的活动。

[3] 蜎（yuān 冤）飞蠕动：指虫类缓慢飞舞活动。蜎，本为蚊子幼虫，此作飞翔貌。蠕，虫爬行貌。

[4] 日数始于甲：古以天干纪日，十日为一旬，每旬的第一天为甲日，第二天为乙日，依次类推，第十天为癸日。下一旬又从甲日开始数起，故曰"日数始于甲"。

[5] 以井为始：指十二经之循行，井穴为起点，如万物生发始于春。

【语译】六十三问：《十变》中说，五脏六腑各经都有井、荥、输、经、合五输穴，都以井穴作为起始的穴位。这是什么缘故呢？

答：井穴的含义，就好像日出的东方一样，东方和春天都是阳气生发，欣欣向荣，万物都开始萌生的时间。各种冬眠蛰藏的小虫都开始呼吸，有的爬行，有的飞翔，一切有生命的事物没有不在春天呈现生机复苏景象的，所以一年四季的时序以春季为首，日干的时序以甲为始。因此五输穴也有它们的起始，那就是五输穴中的井穴。

【导读】本难论述了五输穴以井为始的道理。井穴为始是五输穴的排序问题，文中借用了春天阳气回升，气候转暖，万物复苏萌生，蛰虫萌动，日数始于甲为喻，不外乎说明万事万物都有一个开始，五输穴既然存在一个排序的问题，必然有一个起点，这个起点就是井穴。可见，此节并无深奥之理。

六十四难　论五输穴的阴阳五行属性

【原文】六十四难曰：《十变》又言，阴[1]井木，阳[1]井金；阴荥[2]火，阳荥水；阴俞[3]土，阳俞木；阴经[4]金，阳经火；阴合[5]水，阳合土。阴阳皆不同，其意何也？

然：是刚柔之事[6]也。阴井乙木，阳井庚金。阳井庚，庚者，乙之刚[7]也。阴井乙，乙者，庚之柔[8]也。乙为木，故言阴井木也；庚为金，故言阳井金也。余皆仿此。

【注释】

[1] 阴、阳：分别指代阴经（五脏经脉）和阳经（六腑经脉）。本难阴、阳皆如此。

[2] 荥：荥穴。五输穴之一。《灵枢·九针十二原》云："所溜为荥。"溜，即流动之意，如细水缓缓流动。

[3] 俞（shū 输）：输穴，五输穴之一。俞与"输"同。《灵枢·九针十二原》云："所注为俞。"即如水之汇集流注之意。

[4] 经：经穴，五输穴之一。经：与"径"同。《灵枢·九针十二原》："所行为经。"即水流经过之意。

[5] 合：合穴，五输穴之一。《灵枢·九针十二原》："所入为合。"如百川汇合。

[6] 刚柔之事：即阴阳相配，刚柔相济之意。

【导读】本难专论五输穴的五行属性，以及阴经、阳经同一五输穴的五行属性不同的道理。

[7] 庚者，乙之刚：庚金属阳，为乙木属阴之刚，刚柔相济之意。以十二天干，配属阴经、阳经。庚属阳干，乙属阴干。阳性刚，阴性柔，故庚为乙之刚。庚乙所以相配，又按五行相克之理金克木之意。

[8] 乙者，庚之柔：即乙木属阴，庚金属阳，乙木为庚金之柔。

【语译】六十四问：《十变》中又说，阴经的井穴属木，阳经的井穴属金；阴经的荥穴属火，阳经的荥穴属水；阴经的输穴属土，阳经的输穴属木；阴经的经穴属金，阳经的经穴属火；阴经的合穴属水，阳经的合穴属土。阴经和阳经五输穴的五行属性各不相同，这有什么意思呢？

答：这是阴经阳经五输穴在阴阳五行属性方面相互配合的事情。如以井穴为例而言，阴经的井穴属乙木，阳经的井穴属庚金。阳经的井穴在十干中配庚，庚属阳，是阴经井穴乙木的阳刚。阴经的井穴在十干中配乙，乙属阴，是阳经井穴庚金的阴柔。十干中乙五行属性为木，所以用来表示阴经的井穴；十干中庚的五行属性为金，所以用来表示阳经的井穴。其他五输穴的阴阳五行配属关系，都可以仿此类推。

1. 阴经五输穴及其五行属性和所属的天干　为了便于对原文的理解，现将阴经五输穴的五行属性、所配属的天干等内容，列表解析如下（表14）。

表14　阴经五输穴及其五行属性和所属天干表

经脉	井穴 （乙木）	荥穴 （丁火）	输穴 （己土）	经穴 （辛金）	合穴 （癸水）
手太阴肺经	少商	鱼际	太渊	经渠	尺泽
手厥阴心包经	中冲	劳宫	大陵	间使	曲泽
手少阴心经	少冲	少府	神门	灵通	少海
足太阴脾经	隐白	大都	太白	商丘	阴陵泉
足厥阴肝经	大敦	行间	太冲	中封	曲泉
足少阴肾经	涌泉	然谷	太溪	复溜	阴谷

2. 阳经五输穴及其五行属性和所属的天干　为了便于对原文的理解，现将阳经五输穴的五行属性、所配属的天干等内容，列表解析如下（表15）。

表15　阳经五输穴及其五行属性和所属天干表

经脉	井穴 （庚金）	荥穴 （壬水）	输穴 （甲木）	原穴 （木）	经穴 （丙水）	合穴 （戊土）
手阳明大肠经	商阳	二间	三间	合谷	阳溪	曲池
手少阳三焦经	关冲	液门	中渚	阳池	支沟	天井
手太阳小肠经	少泽	前谷	后溪	腕骨	阳谷	小海
足阳明胃经	厉兑	内庭	陷谷	冲阳	解溪	足三里
足少阳胆经	窍阴	侠溪	临泣	丘墟	阳辅	阳陵泉
足太阳膀胱经	至阴	通谷	束骨	京骨	昆仑	委中

3. 十天干的阴阳、五行属性及所属的经脉　本难以天干五行属性及阴阳属性为理论依据，解释阳经与阴经五输穴之所以五行属性不同的道理。为便于理解，现将十天干的阴阳属性和五行属性列表于下（表16）。

表16　十天干的阴阳、五行属性表

五行属性		木	火	土	金	水
阴阳 属性	阳干	甲	丙	戊	庚	壬
	阴干	乙	丁	己	辛	癸
五脏阴经（配阴干）		足厥阴肝经	手少阴心经	足太阴脾经	手太阴肺经	足少阴肾经
五腑阳经（配阳干）		足少阳胆经	手太阳小肠经	足阳明胃经	手阳明大肠经	足太阳膀胱经

4. 阴经阳经五输穴的阴阳五行配属　阴经、阳经五输穴的井、荥、输、经、

合的命名虽然相同，但是为何其五行属性不同呢？本难以井穴为例，运用天干五行属性、阴阳属性理论进行了举例说明。其中既蕴涵了阴阳配属理论，也有五行相克理论。现据本难原文所列取的阴经井穴与阳经井穴之例，归纳五输诸穴配合关系如下表（表17）。

表17　阴经、阳经五输穴配合关系

经脉	五输穴				
	井穴	荥穴	输穴	经穴	合穴
阳经	庚金	壬水	甲木	丙火	戊土
阴经	乙木	丁火	己土	辛金	癸水

六十五难　论井穴合穴的命名

【原文】六十五难曰：经[1]言所出为井，所入为合[2]，其法[3]奈何？

然：所出为井，井者，东方、春也，万物之始生，故言所出为井。所入为合，合者，北方、冬也，阳气入藏，故言所入为合也。

【注释】

[1] 经：据文义，此处当指《灵枢·九针十二原》篇。

[2] 所出为井，所入为合：井穴是经脉之气在体表开始发生的起点。井穴与东方、春季相应，日出于东方，春季阳气升发，万物始生，所以称所出为井。合穴是经脉之气由表入里的所入之处。与北方、冬季相应，北方与冬季皆气候寒冷，阳气入里潜藏，所以称所入为合。

[3] 法：法则。指所遵循的理论原则。

【语译】六十五问：医经中说，所出为井，所入为合。它的理论依据是什么？

答：所出的腧穴称为井穴，是因为井穴就好像东方和春天一样，万物开始萌发生长。井穴是经脉气血流行的起始部位，所以把经脉气血流行的出发处称为井穴。至于所入的腧穴称为合穴，是因为合穴就好像北方和冬天一样，阳气趋于闭藏，所以把经脉的气血向机体深层流行的腧穴叫合穴。

【导读】本难用类比的方法，论述了五输穴中第一穴称为井穴，最末一穴称为合穴的命名及含义。这是根据《灵枢·九针十二原》所说的"所出为井""所入为合"展开论述的。马莳在《内经》原注中说："其始所出之穴名为井穴，如水之所出，从山下之井始也。"本难原文以一日阳气始于东方，一年气候始生于春季，万物皆以春之阳气始生而萌发为比类，指出井穴之所以谓之"所出"，是缘其为经脉之气运行的起始点。五输穴之末穴之所以命之为"合"，张介宾在《灵枢》注中说："脉气中至此渐为收藏，而入合于内也。"因此本难原文以五方中的北方，四季中的冬季，阳气收敛闭藏为喻，指出合穴之所以谓之"所入"，入者，入内也。经气运行至此，则由表浅层转向机体内深层，故曰"所入为合"。因此《难经本义》总括说："此以经穴流注之始终言也。"

六十六难　论原穴与三焦

【原文】六十六难曰：经[1]言肺之原，出于太渊；心之原，出于大陵[2]；肝之原，出于太冲；脾之原，出于太白；肾之原，出于太溪；少阴之原，出于兑骨[3]；胆之原，出于丘墟；胃之原，出于冲阳；三焦之原，出于阳池；膀胱之原，出于京骨；大肠之原，出于合谷；小肠之原，出于腕骨。十二经皆以俞为原[4]者，何也？

然：五脏俞者，三焦之所行[5]，气之所留止也。

三焦所行之俞为原者，何也？

然：齐下肾间动气[6]者，人之生命也，十二经之根本也，故名曰原。三焦者，原气之别使[7]也，主通行三气[8]，经历于五脏六腑。原者，三焦之尊号也，故所止辄为原[9]，五脏六腑之有病者，皆取其原也。

【注释】

[1] 经：据文义似指《灵枢·九针十二原》。但该篇未及六腑的原穴。

[2] 大陵：手厥阴心包经之原穴，以包络代心行令之故。

[3] 兑骨：即掌后锐骨，指神门穴。兑，通锐。

[4] 十二经皆以俞为原：泛指十二经之俞穴，实际是五脏以俞穴为原，而六腑则俞和原

分别为两穴，故概括而言，十二经穴皆以俞穴作为原穴。

[5] 三焦之所行：指三焦之气运行出入而言。

[6] 肾间动气：指命门之真阳之气，藏于两肾之间，为人身真气之根本。人体脏腑之气、经脉之气，以及三焦气化，均赖此气的激发和推动。

[7] 原气之别使：指三焦是将原气运行于诸经的别府。

[8] 三气：指上、中、下三焦之气。包括宗气、营气、卫气、真气。

[9] 所止辄为原：指三焦通行的原气在运行过程中所留止之处为原穴。原，原穴。

【语译】六十六问：医经上说，手太阴肺经的原穴是太渊，手厥阴心包经（代心）的原穴是大陵，足厥阴肝经的原穴是太冲，足太阴脾经的原穴是太白，足少阴肾经的原穴是太溪，手少阴心经的原穴是掌后锐骨端的神门，足少阳胆经的原穴是丘墟，足阳明胃经的原穴是冲阳，手少阳三焦经的原穴是阳池，足太阳膀胱经的原穴是京骨，手阳明大肠经的原穴是合谷，手太阳小肠经的原穴是腕骨。十二经都以俞穴作为原穴，这是什么道理呢？

答：这是由于五脏经脉的俞穴，是三焦之气运行出入留止的部位。

问：为什么三焦之气出入留止的部位称为原穴呢？这是什么道理呢？

答：因为脐下的肾间动气，是人体维持生命活动的原动力，也是十二经脉的根本，所以说肾间动气就是原气。三焦主通行原气，将原气分别输送到全身各处，还能主持宗气、营气、卫气等三种气的通行，并输送到五脏六腑。"原"是给予三焦的一个尊称，因此三焦之气所留止的穴位就称为原穴。五脏六腑有病时，都可以取各经的原穴进行治疗。

【导读】本难着重论述了各经的原穴，为何以俞称原，以及原穴与原气的关系、原气与三焦的关系。十二经脉的原穴，详见下表（表18）。

表18　十二经脉的原穴及具体部位表

经脉		原穴	部位
手三阴经	手太阴肺经	太渊	手掌后内侧腕横纹头
	手厥阴心包经	大陵	掌后横纹两筋间凹陷处
	手少阴心经	神门	掌后锐骨端凹陷处
手三阳经	手阳明大肠经	合谷	手大指和食指歧骨间凹陷处
	手少阳三焦经	阳池	手背侧腕上陷中
	手太阳小肠经	腕骨	手背处侧腕前的凹陷处
足三阴经	足太阴脾经	太白	足内侧核骨后的凹陷中
	足厥阴肝经	太冲	足大趾外侧本节后半寸陷中
	足少阴肾经	太溪	足内踝后跟骨上陷中
足三阳经	足阳明胃经	冲阳	足背上五寸，高骨间动脉处
	足少阳胆经	丘墟	足外踝上，微前陷中
	足太阳膀胱经	京骨	足小趾外侧本节后赤白肉际陷中

六十七难　论五脏俞募穴

【原文】六十七难曰：五脏募皆在阴[1]，而俞皆在阳[2]者，何谓也？

然：阴病行阳，阳病行阴[3]，故令募在阴，俞在阳。

【注释】

[1] 五脏募皆在阴：五脏募穴均在胸腹部，以腹为阴，故五脏之募皆在阴。募，有聚集之义。

[2] 俞皆在阳："皆"原无，据《难经句解》补。俞，有转输之意，即经气由此转输于彼处。五脏之俞穴均在背，背为阳，故称为阳俞。指脏腑在背部足太阳膀胱经内侧支上的穴位。

[3] 阴病行阳，阳病行阴：阴阳之气交相通应，可由阴行阳，由阳行阴。内脏或阴经的病邪，可由阴而行于阳分的背俞穴；体表或阳经的病邪，可由阳而行于阴分的募穴。阳，指属阳的背俞穴；阴，指属阴的募穴。

【语译】六十七问：五脏的募穴都在属阴的胸腹部，而五脏的俞穴都在属阳的腰背部。这是什么道理呢？

答：因为内脏或阴经的病气，常常出行于属阳的俞穴；体表或阳经的病气，常常入行于属阴的募穴。所以募穴都在属阴的胸腹部，俞穴都在属阳的腰背部。

【导读】本难论述了五脏募穴、俞穴。募穴，是内脏经气聚集的主要穴位，皆在胸腹部，属性皆为阴。俞穴，此处专指内脏的背俞穴，皆在腰背部，属性为阳。

募穴、俞穴是气血周行的枢纽要穴，所以病邪亦多由此而出入，明确了"阳病行阴，阴病行阳"病理机制，有利于用针灸治疗内脏的疾病，也就可遵《素问·阴阳应象大论篇》确立的"阳病治阴，阴病治阳"及"从阴引阳，从阳引阴"的治疗法则。本难所讲的阳病，包括阳证、热证、表证、六腑病、形体病、阳经病；阴病则包括阴证、寒证、里证、五脏病、内脏疾病、阳经病等。

六十八难　论五输穴命名及主治病证

【原文】第六十八难曰：五脏六腑，皆有井、荥、俞、经、合，皆何所主？

然：经[1]言所出为井，所流为荥，所注为俞，所行为经，所入为合。井主心下满[2]，荥主身热[3]，俞主体重节痛[4]，经主喘咳寒热[5]，合主逆气而泄[6]。此五脏六腑井、荥、俞、经、合所主病[7]也。

【注释】

[1] 经：据文义，此处当指《灵枢·九针十二原》。

[2] 井主心下满：指井穴主治心下满。

[3] 荥主身热：荥穴主治各种热证。

[4] 俞主体重节痛：俞穴主治身体困重、关节疼痛。

[5] 经主喘咳寒热：经穴属金应肺，肺病则见喘咳寒热，以经穴主治。

[6] 合主逆气而泄：合穴属水应肾，肾病则气逆而泄泻，以合穴主治。泄，指泄泻及小便失禁之类病症。而，连词，及，以及。

[7] 此五脏六腑井、荥、俞、经、合、所主病：这里只言五输穴所治疗的五脏病证，因其具有代表性，故六腑病证忽略不提，但可推导而得出。

【语译】六十八问：五脏六腑的经脉，都有井穴、荥穴、输穴、经穴、合穴。这些五输穴都能主治哪些疾病呢？

答：医经上说，经气始发之处的穴称为井穴，经气流行旺盛之处的穴称为荥穴，经气所注的穴称为输穴，经气直流处的穴称为经穴，经气向深层内入之处的穴称为合穴。井穴能主治心胸以下部位的胀满病；荥穴能主治热性疾病；输穴能主治身体困重，骨节疼痛的病；经穴能主治气喘、咳嗽、恶寒、发热的病；合穴能主治气机厥逆和下泄病。这些就是五脏六腑十二经脉的井、荥、输、经、合穴所主治的病症。

【导读】本难讨论了五输穴的命名依据，以及五输穴的主治功效。

1. 五输穴的命名　原文说："经言所出为井，所流为荥，所注为俞，所行为经，所入为合。"这是本难沿袭了《灵枢·九针十二原》篇关于五输穴的命名理论。为何将五输穴依次分别命名为井、荥、输（俞）、经、合呢？这是古人运用自然界河水的发源及流淌过程，类比人身经脉中气血的运行，从而确定了五输穴的名称及其含义。

井，即山泉，为水出之源，以此类比井穴是经气始发之处；荥，即刚从山泉中流溢出的细小之水，以此类比流经荥穴的经气比较微弱；输，古多作"俞"，即流水畅通无阻，以此类比输穴的经气顺畅地输注运行；经，径也，泾也，言大水流淌，以此类比经穴中的气血旺盛；合，汇也，会也，指河水汇入湖海，以此类比合穴是经气由浅入深，气血向内脏、向大经、向深层输注之处。

2. 五输穴的主治病证 原文说："井主心下满，荥主身热，俞主体重节痛，经主喘咳寒热，合主逆气而泄。此五脏六腑井、荥、俞、经、合所主病也。"理解本难原文时，应当注意以下两点：其一，此属举例，切不可以偏概全。其二，这是依据五输穴的五行属性，以及五脏的五行属性、五行的生理病理等理论进行论述的。

六十九难　论补母泻子法

【原文】六十九难曰：经[1]言虚者补之，实者泻之，不实不虚，以经取之[2]，何谓也？

然：虚者补其母，实者泻其子[3]。当先补之，然后泻之[4]。不实不虚，以经取之者，是正经自生病[5]，不中他邪[6]也，当自取其经，故言以经取之[7]。

【注释】

[1] 经：据文义，此处似指《灵枢·经脉》。

[2] 虚者补之，实者泻之，不实不虚，以经取之：虚则补之，实则泻之是针刺补虚泻实的基本方法；不虚不实则取本经之穴平补平泻。

[3] 虚者补其母，实者泻其子：其一，虚证取本经母穴，如肝虚取其合穴曲泉；实证取本经子穴，如肝实取其荥穴行间。其二，虚证可以其母经的母穴，如肝虚取肾经合穴；实证可取其子经的子穴，如肝实取心经荥穴。

[4] 当先补之，然后泻之：《难经本义·缺误总类》："八字疑衍。"

[5] 正经自生病：指本经原发病，并非由于受他经虚实病变影响而致疾患。

[6] 不中他邪：指本经直接感受邪气而致的原发病，并非由于别脏别经传来之邪而引起的继发病。

[7] 以经取之：指取本经腧穴治疗。

【语译】六十九问：医经中说，虚证用补益的方法治疗，实证用祛邪的方法治疗，不虚不实的病证就在本经循经取穴治疗。这是什么道理呢？

答：治疗虚证应当取其母经或本经的母穴用补法，治疗实证应当取其子经或本经的子穴用泻法。在治疗步骤上，一般应先用补法，再用泻法。对于不虚也不实的病证，可在本经循经取穴治疗，因为这是本经自生的原发病，并非感受了他经所传之邪而引起的继发病，所以应当取自病经脉的腧穴。因此说，要以经取之。

【导读】人是一个有机整体，人身各经脉之气相互间密切联系，尤其体现在疾病的发生、传变和治疗等方面。无论经气偏盛偏衰，都能相互影响出现一系列虚实病证，所以治疗疾病时必须探求产生虚实的病因，结合五行学说中"母能令子实，子能令母虚"的理论，采用"虚者补其母，实者泻其子"的方法，才可以协调经脉之间的关系，达到除疾却病的目的。如果是"不虚不实"的本经原发病，只需取本经经穴进行治疗。

1. 补法　本难讲的"虚者补之""虚者补其母"是针刺治疗虚性病证的基本方法，凡是虚证的治疗，必须用补益的方法。具体运用时可分为本经的井、荥、输、经、合五输穴的取治方法和十二经整体联系间的母子取穴法。

2. 泻法 原文所说的"实者泻之""实者泻其子"是针对脏腑实证的取穴治疗方法，凡是实证的治疗，必须用祛邪的方法。具体运用时也可分为本经取穴法和十二经之间的母子取穴法。

3. 不虚不实，以经取之 原文所言的"不虚不实"，是指本经直接感受邪气而致的原发病，而非由于**别脏别经**传来之邪引起的继发病。也就是说，这并非指在病证上的不虚不实，假如真不虚不实，互相均衡，则并无病象，又何必用"以经取之"来治疗呢？因此说不虚不实是属本经自病，其病变性质还是有虚实之分的，治疗时必须按照本经虚实情况，运用相应的补泻方法，在所病经脉上循经取穴，即可达到治疗目的。

七十难　论因时刺法

【原文】七十难曰：春夏刺浅[1]，秋冬刺深者，何谓也？

然：春夏者，阳气在上，人气亦在上，故当浅取之；秋冬者，阳气在下，人气亦在下，故当深取之[2]。

春夏各致一阴，秋冬各致一阳[3]者，何谓也？

然：春夏温，必致一阴者，初下针，沉之至肾肝之部[4]，得气，引持之阴[5]也。秋冬寒，必致一阳者，初内针[6]，浅而浮之至心肺之部[4]，得气，推内之阳[7]也。是谓春夏必致一阴，秋冬必致一阳。

【注释】

[1] 春夏刺浅：《难经集注》"春夏"上有"经言"二字。

[2] 春夏者，阳气在上……故当深取之：徐大椿曰："阳气，谓天地之气。人气，谓营卫之气。上，谓皮肉之上。下，谓筋骨之中。"

[3] 春夏各致一阴，秋冬各致一阳：指春夏针刺时要将深层的阴气向表浅层引导，秋冬针刺时先浅刺，得气后再将针深刺，将阳分之气引导至阴分。

[4] 肾肝之部、心肺之部：指肢体的深浅部位。肾肝之部，指筋骨的深层；心肺之部，指肌肤的表浅层。人体皮毛至筋骨的层次中，与皮毛相当的为肺部，与血脉相当的为心部，与筋相当的是肝部，与骨相当的是肾部。

[5] 引持之阴：指得气后，将针从深部提引至浅部保持不动，亦不出针，以引肝肾的阴气浅达阳分。引，提引，引出。持，执持，保持不动。

[6] 内针：将针刺入皮肉。内，音义同"纳"。

[7] 推内之阳：指得气后，将针从浅部向深部推入，以推送心肺的阳气深达阴分。推，送也。内，纳入。

【语译】七十问：医经中说，春夏季节针刺宜浅，秋冬季节针刺宜深，这是什么道理呢？

答：因为春夏季节，自然界的阳气向上，人体的阳气也相应地浮行于肌肤的表浅层，所以应当采用浅刺的方法；秋冬季节，自然界的阳气潜伏于地下，人体的阳气也相应地潜藏在筋骨的深层，所以应当该采用深刺的方法。

问：春夏季节必须要引导阴气，秋冬季节必须要引导阳气，这又是什么道理呢？

答：因为春夏季节的气候温暖，必须要引导阴气调养于阳，所以在刚下针时，先要深刺到肝肾所主的筋骨部位，等得气后，再将针提至皮下，以引导肝肾的阴气上达于阳分。秋冬季节的气候寒凉，必须引导阳气下行以温养于阴，所以在刚刺入时，先要浅刺心肺所主的皮肤血脉部位，待得气后，再将针推插深刺，以引导心肺的阳气深达于阴分。这就是所谓的春夏必须引导阴气，秋冬必须引导阳气的针刺方法。

【导读】人生活在自然界中，与自然界构成一个有机整体，人体的阴阳之气随着自然界气候的变迁，而有内外出入的变化。人体的一切生理病理活动都受自然界的影响。所以，在针刺治疗疾病时，就要根据四时气候的变化而采用不同的手法。

1. 春夏刺浅，秋冬刺深　春夏气候温暖，自然界阳气浮而上，人体阳气也浮越于外，因此在针刺时，应当浅刺；秋冬季节气候寒凉，自然界阳气沉而下，人体阳气亦渐趋于内，用针宜深刺。

2. 春夏各致一阴，秋冬各致一阳　这是一种"取阴养阳，取阳养阴"适应时令的针刺手法。春夏季节的针刺方法，应当是进针后先将针插送到筋骨的深层，待得气后，再将针提至皮下的表浅层，这一针刺方法的效果是引导阴气上行，以养阳气。秋冬季节的针刺方法，应当是进针后先浅刺，待得气后，再将针刺入筋骨之深层。这一针刺方法的效果是将阳气引导送达于内，以温煦阴气。

七十一难　论针刺营卫法

【原文】七十一难曰：经[1]言刺荣无[2]伤卫，刺卫无伤荣，何谓也？

然：针阳[3]者，卧针而刺[4]之；刺阴[5]者，先以左手摄按[6]所针荣俞[7]之处，气散[8]乃内针。是谓刺荣无伤卫，刺卫无伤荣[9]也。

【注释】

[1] 经：上古文献，无所考。

[2] 无：通"毋"，不、不要、禁止之意。

[3] 针阳：指针刺卫气。针，针刺。阳，指卫气，卫气属阳。

[4] 卧针而刺：卧针，指平卧针体沿皮下进针，又称平刺或横刺。

[5] 刺阴：指针刺营气。阴，指营气，营气属阴。

[6] 摄按：指用手引持按摩，使腧穴浅表部分的卫气散去。荣气深而卫气浅，故刺荣时必须摄按穴位，卫气散离时，再行刺法，则针至荣勿伤卫。摄，牵曳引持；按，按摩。

[7] 荣俞：此处泛指腧穴。

[8] 气散：《太平圣惠方》"气"上有"候"字，应据补。

[9] 刺荣无伤卫，刺卫无伤荣：在针刺营分时注意不要伤及卫分，在针刺卫分时不要伤及营分。即通过特定的手法避免伤及针刺以外的部位。无，毋通，禁止辞。

【语译】七十一问：医经上说，针刺营气不要损伤了卫气，针刺卫气不要损伤了营气。这是什么道理呢？

答：针刺阳分的卫气，应当用平刺的手法，使针沿皮下走；针刺阴分的营气，在进针前要先用左手手指按摩将要进针的穴位，使局部的卫气向周围散开，然后再进针，以免刺伤卫气。这种针刺方法就是所谓的刺营不可伤卫，刺卫不可伤营。

【导读】本难论述了针刺营卫病变的手法，旨在说明针刺治疗疾病时，进针的深度必须根据疾病的具体情况而定。卫属阳，部位浅；营属阴，部位深。故卫分病应沿皮浅刺，以免损伤营气；营分病应当先摄按进针的穴位，使卫气散开，然后深刺，以免损伤卫气。

七十二难　论迎随补泻针法

【原文】七十二难曰：经[1]言能知迎随[2]之气，可令调之；调气之方，必在阴阳[3]，何谓也？

然：所谓迎随者，知荣卫之流行，经脉之往来也。随其逆顺[4]而取之，故曰迎随。调气之方，必在阴阳者，知其内外表里，随其阴阳而调之，故曰调气之方，必在阴阳。

【注释】

[1] 经：上古文献，无所考。

[2] 迎随：针刺方法之一。针刺进针时针锋迎着经脉之气运行方向，叫作迎，逆针以夺其气，是为泻法；进针时针锋随着经脉之气运行的方向，叫作随，顺针以济其气，是为补法。

[3] 调气之方，必在阴阳：运用调和经脉之

气的方法，必须首先辨别阴阳。方，即方法。

[4] 逆顺：意为逆从。

【语译】七十二问：医经上说，能够知晓针刺迎随补泻方法，就可以使经脉之气得到调和。调理经气的方法，必须首先审察明辨阴阳。这是什么道理呢？

答：所谓迎随针刺方法，就是要知道营卫之气在经脉中流通运行的情况，以及各经脉之气的往来运行方向。随着经气运行方向进针为顺取，迎着经气运行方向进行针刺为逆取，所以叫作迎随刺法。调理经气，必须要先审察表里内外，辨明疾病的阴阳，然后根据疾病的阴阳虚实进行调治。所以说，调气必须辨明疾病的阴阳虚实。

【导读】本难论述了迎随补泻针法。迎、随，就是指在进针方向与经脉之气运行方向的逆顺而言。所谓迎，即指进针方向与经气运行方向相逆，有"逆而夺之"之意，故可用于实证，所以迎着经气运行方向的进针方法即为泻法，《灵枢·九针十二原》所谓"迎而夺之"，即是此意。所谓随，即指进针方向与经气运行方向相一致、相顺，可用于虚证，可达到补益正气的作用，所以顺随经气运行方向进针即为补法。《灵枢·九针十二原》所谓"追而济之"即是此意。

七十三难　论补井泻荥法

【原文】七十三难：诸井者，肌肉浅薄，气少[1]不足使[2]也。刺之奈何？

然：诸井者，木也；荥者，火也。火者，木之子，当刺井者，以荥泻之[3]。故经[4]言补者不可以为泻，泻者不可以为补，此之谓也。

【注释】

[1] 气少：指经气微少。

[2] 不足使：指不宜使用补泻法。使，"用"的意思。

[3] 刺井者，以荥泻之：应该针刺井穴的，可以改用泻荥穴的方法。通过实则泻其子的原则来实现泻井穴的目的。

[4] 经：据文义当指《灵枢·终始》。

【语译】七十三问：各经的井穴都在肌肤的表浅部位，经气微少，不便于进行补泻。如果需要补泻时，应该怎样刺治呢？

答：各经的井穴都属木，各荥穴都属于火，火是木之子，当需要针刺井穴时，可以改用荥穴施行泻的方法。因此在医经中说，当用补法的病，不可妄用泻法治疗；当用泻法治疗的病，也不可妄用补法。就是这个道理。

【导读】关于补井泻荥法，本难主要阐述了以下观点：其一，根据实际情况选穴。原文十分清楚地指出，由于诸井穴在四肢指（趾）端，皮肉薄，气血少，当取井穴时可改用其子穴荥穴进行刺治，所以说"不足使也"。其二，五行母子相生理论在选穴刺治中的具体运用。井穴"不足使"时，为何不取同经而选荥穴？此以该经的实证为例，体现了六十九难"实者泻其子"的原则。因为井穴属木，荥穴属火，木能生火，所以荥穴是井穴之子，故"当刺井者，以荥泻之"。那么当补井穴时，又取何穴代之呢？生木者为水，在五脏的五输穴中，合穴属水，为其母穴，故自当取其合穴刺之，以行补法，是为"虚者补其母"之意。其三，提醒医者，虚证不可误泻，实证不可误补。因为此难前文是以实证泻井，以荥代之为例，未及于虚证补井，实属举例。若虚证补井，仍当以"补母"之法，以合穴代之。由于未言，所以文末以经言明示，告诫"补者不可以为泻，泻者不可以为补"，是指荥穴只可在泻井时用，补井时则不可取荥。

七十四难　论四时五脏的针刺方法

【原文】七十四难曰：经[1]言春刺井，夏刺荥，季夏刺俞，秋刺经，冬刺合者，何谓也？

然：春刺井者，邪在肝[2]；夏刺荥者，邪在心；季夏刺俞者，邪在脾；秋刺经者，邪在肺；冬刺合者，邪在肾。

其肝、心、脾、肺、肾而系于春、夏、秋、冬者，何也？

然：五脏一病，辄有五也[3]。假令肝病，色青者肝也，臊臭者肝也，喜酸者肝也，喜呼者肝也，喜泣[4]者肝也。其病众多，不可尽言也。四时有数[5]，而并系于春、夏、秋、冬者也。针之要妙，在于秋毫[6]者也。

【注释】

[1] 经：上古文献，无所考。

[2] 春刺井者，邪在肝：春刺井穴是由于邪在肝，阴井属木主肝，故刺井穴，以泻肝经之邪。并非所有的疾病都要春刺井穴。

[3] 辄有五也：也，《难经本义》作"色"。五，指色、臭、味、声、液五者。

[4] 泣：当为"泪"。即言出现多泪或少泪症状者。

[5] 四时有数：即四时变化有一定的规律。

[6] 秋毫：指秋季鸟兽长出极为纤细的绒毛，用于比喻针法方法精深微妙，不得有半点马虎。

【语译】七十四问：医经上说，春天宜刺井穴，夏天宜刺荥穴，季夏宜刺输穴，秋天宜刺经穴，冬天宜刺合穴。这是什么道理呢？

答：春天刺井穴，是因为病在肝；夏天刺荥穴，是因为病在心；季夏刺输穴，是因为病在脾；秋天刺经穴，是因为病在肺；冬天刺合穴，是因为病在肾。

问：像这样把肝、心、脾、肺、肾五脏分别与春、夏、季夏、秋、冬联系，是什么道理呢？

答：因为五脏中的任何一脏发生病变，往往随着它的相应季节，而在五色、五臭、五味、五声、五液方面有相应的表现。假如肝有病，就会有面色青的症状，还会有嗅闻到臊臭气，喜食酸味，常会发出呼叫声，时时流泪等肝病的症状。五脏的疾病更是多种多样的，不可能一一列举。一年四季都有一定的气候特征，井穴、荥穴、输穴、经穴、合穴分别联系或对应于春、夏、季夏、秋、冬的气候。针刺技术的精深奥妙，就在于这些精细之处。

【导读】本难从以下两方面论述了四时五脏的针刺取穴方法。

1. 五脏应四时　本难是根据《内经》五脏应五时的精神，以人与自然相统一的整体观为出发点，指出了肝应春、心应夏、脾应季夏、肺应秋、肾应冬，这是本难论刺的出发点。

2. 五脏应时而刺　原文说："春刺井，夏刺荥，季夏刺俞，秋刺经，冬刺合。"《难经会通》说："井属木，春旺肝木而应井，肝木有邪，井能主之。荥属火，夏旺心火而应荥，心火有邪，荥能主之。俞应土，季夏旺脾土而应俞，脾土有邪，俞能主之。经属金，秋旺肺金而应经，肺金有邪，经能主之。合属水，冬旺肾水而应合，肾水有邪，合能主之。以四时有病则脏气与之相应，故刺法亦从时随邪之所在而取之也。《灵枢·顺气一日分为四时》篇云：'藏主冬，冬刺井；色主春，春刺荥；时主夏，夏刺俞；音主长夏，长夏刺经；味主秋，秋刺合。是谓五变，以主五俞。'病在脏者取之井，病变于色者取之荥，病时间时甚者取之俞，病变于音者取之经，经满而血者，病在胃及以饮食不节得病者取之于合，故命曰味主合，是谓五变也。本节所引经言与此不同。"可见，此处原文是古医经的别论，但其基本精神与《内经》是一致的。

七十五难 论泻南补北法

【原文】七十五难曰：经[1]言东方实，西方虚；泻南方，补北方，何谓也？

然：金、木、水、火、土，当更相平[2]。东方木也，西方金也。木欲实，金当平之[3]；火欲实，水当平之；土欲实，木当平之；金欲实，火当平之；水欲实，土当平之。东方肝也，则知肝实；西方肺也，则知肺虚。泻南方火，补北方水[4]。南方火，火者，木之子也；北方水，水者，木之母也。水胜火，子能令母实，母能令子虚，故泻火补水，欲令金不得平木也。经[5]曰：不能治其虚，何问其余[6]。此之谓也。

【注释】

[1] 经：上古文献，无所考。

[2] 当更相平：即金、木、水、火、土应当相互制约，保持相对平衡状态。更，互相，更递。平，去其有余而使之平衡。

[3] 木欲实，金当平之：即以五行相胜的规律，制约其有余之气。

[4] 泻南方火，补北方水：即泻心经、补肾经以治肝实肺虚的方法。火为木之子，泻火可令母虚，而达到泻肝木的目的；金为水之母，补水可令母实，而达到补肺金的目的。

[5] 经：上古文献，无所考。

[6] 不能治其虚，何问其余：指不能掌握补虚泻实的治疗法则，如何能解决其他问题。

【语译】七十五问：医经中说，属东方的脏容易出现实证，属西方的脏容易出现虚证，采用泻属南方的脏，补属北方脏的治法，这是什么道理呢？

答：金、木、水、火、土五行之间相互制约，保持相对的协调平衡。东方属于木，西方属于金。如果木将要偏盛时，金就会制约它；火将要偏盛时，水就会制约它；土将要偏盛时，木就会制约它；金将要偏盛时，火就会制约它；水将要偏盛时，土就会制约它。东方是肝所对应的方位，东方实指肝偏盛；西方是肺所对应的方位，西方虚指肺偏虚。治疗肝实肺虚之证，就可以采用泻与南方火相应的心脏，补与北方水相应的肾脏。因为南方属火，是东方木之子；北方属水，是东方木之母。由于水能制约火，子脏可以使母脏的精气得以充实，母脏可以使子脏之气趋于虚衰，所以泻南方心火和补北方肾水的目的是为了使肺金能够制约肝木，使其平衡协调。医经中说，不能熟练地掌握补虚泻实的治疗法则，怎能治疗其他疾病呢？讲得就是这个道理。

【导读】本难以五行相克的理论，论述了五脏间的制约关系，并以肝实、肺虚两证为例，叙述了泻南补北法的运用。

1. 五行的相生相克关系　五行相生，是指五行中的一行对另一行具有资生、助长、资助的作用。其顺序为木生火，火生土，土生金，金生水，水生木。这种递相资生的关系，被称之为母子关系，也谓之"生我"和"我生"的关系。"生我"者为我之母，"我生"者为我之子。

五行相克，是指五行中的一行对另一行具有抑制和制约的作用。其顺序为木克土，土克水，水克火，火克金，金克木。相互间的这种制约关系，称为"克我"和"我克"的关系；《素问·五运行大论篇》称之为"所不胜"与"所胜"的关系，"克我"者为我之"所不胜"，"我克"者为我之"所胜"。

正因为事物间存在着这种生中有克，克中有生，既互相依存又互相制约，才维持了事物间的动态平衡。这是本难论述治法的立论依据。

2. 泻南方，补北方　肝之实证，为何要用泻南方、补北方？此处肝实证的形成，是由于肺金相对不足，无力制约东方肝木之故。文中言"肺虚"，是在于体现木盛而金无力制之，故显其虚，矛盾主要方面在东方肝木之盛实，所以要用"泻南方，补北方"之法。"泻南方"的治疗在此有两方面的作用，一方面体现了"实者泻其子"（六十九难）之意；二则肺金本虚，泻南方心火，可减少火对金的制约，使金气充足，以制肝木之盛。"补北方"的治法亦有两方面的意义，一者体现"母能令子虚"，因为东方肝木是北方肾水之子，补肾水可使肝之邪盛得以衰减；二者北方肾水为西方肺金之子，"子能令母实"，补肾水可以强盛肺金（母），肺金强盛，亦可平抑肝木，以制肝之实证。可见，本难"子能令母实，母能令子虚"，是专指补肾水的方法。因为北方肾水既是东方肝木之母，又为西方肺金之子。补北方肾水可以使肺虚得到充实，此即为"子能令母实"；补肾水也可扶助肺金以平肝木的邪盛实证，使邪气衰退，此即为"母能令子虚"。

3. "子能令母实"与"母能令子虚"　"子能令母实，母能令子虚"的含义有两端，一论病理机制，二指治疗机制。就治疗而言，破解"补北方"，既可达到益肾水以充实肺金，以治肺金之虚，此即为"子能令母实"；又可产生水胜制火，使火气衰，以治疗肝木盛实之证，此即"母能令子虚"。

七十六难　论针刺补泻

【原文】七十六难曰：何谓补泻，当补之时，何所取气[1]，当泻之时，何所置气[1]？

然：当补之时，从卫取气[2]；当泻之时，从荣置气[3]。其阳气不足，阴气有余，当先补其阳，而后泻其阴；阴气不足，阳气有余，当先补其阴，而后泻其阳。荣卫通行，此其要[4]也。

【注释】

[1] 取气、置气：取气，即纳取经气以补虚。置气，即疏散精气以泻实。气，指经气。取，捕取也，有致气而捕之义。置，弃置，此有放散而泻之义。

[2] 当补之时，从卫取气：即当补时，卧针

浅取其卫气而致气于虚处。

[3] 当泻之时，从荣置气：当用泻法时，直针深刺至营，得气后引向浅处，而泻其邪气。

[4] 要：重点。

【语译】七十六问：什么叫补法？什么叫泻法？应当用补法的时候，怎样取气？应当用泻法的时候，怎样散气？

答：应当采用补法的时候，就在表阳部分浅刺取气；当用泻法时，就在阴分深刺散气。如果患者阳气不足，阴气有余，就应当先补阳气，然后再泻阴气；如果阴气不足，阳气有余，则当先补阴气，然后再泻阳气，使营卫之气运行畅通和调。这就是施行针刺补泻的重要原则。

【导读】《灵枢·终始》说："阴盛而阳虚，先补其阳，后泻其阴而和之；阴虚而阳盛，先补其阴，后泻其阳而和之。"可见，针对具体的病证虚实，在施行补泻的时候，就要采取相应的治疗。本难针对营卫失调和阴阳失调所运用的针刺补泻方法。当出现阳虚阴盛的病理变化时，就用"先补其阳，而后泻其阴"的治疗方法；如果"阴气不足，阳气有余"，当用"先补其阴，而后泻其阳"的治疗方法。在具体施针时，补法当用浅刺留针"取气"，相当于闭按针孔，毋使气泄；泻法，当深刺放气，即不用闭按针孔的方法，以使邪气有出路。

七十七难　论治未病

【原文】七十七难曰：经[1]言上工治未病[2]，中工治已病者，何谓也？

然：所谓治未病者，见肝之病，则知肝当传之与脾，故先实其脾气，无令[3]得受肝之邪，故曰治未病焉。中工者，见肝之病，不晓[4]相传，但一心治肝，故曰治已病也。

【注释】

[1] 经：据文义似指《灵枢·逆顺》。

[2] 治未病：指在尚未发病或虽病但尚未传变之时，预先采取措施防止疾病的发生或传变。

[3] 无令：无，通"毋"，不要。令，使。

[4] 晓：知，知道，懂得。

【语译】七十七问：医经中说，医术高明的医生能够知道疾病的未来发展演变情况而加以预防性治疗；医术一般的医生只知道面对疾病当前的情况，不知道疾病的未来发展趋势，只能治疗已经发生的疾病，这讲的是什么道理呢？

答：所讲的治未病，比如是看到肝脏有病的时候，就会想到将会转移到脾，预先采取措施充实脾气，使脾土不会受到肝脏传来病邪的侵袭，这就叫作治未病。医术一般的医生，见到肝脏有病的时候，不懂得疾病传变转移的规律，只知道一味地治疗肝脏疾病，所以称之为治已病。

【导读】治未病是古代预防医学思想，不但运用在未病前的预防上，同时，在治疗法则上也运用了这一预防思想作指导。本难在继承《内经》未病先防、既病防变的治未病思想的基础上，以肝病传脾为例（根据五十三难所说的七传，脏病传其所胜，则肝病传脾），突出了既病防变，有病早治，掌握疾病传变规律，截断其传变途径，使疾病得以及时治疗的积极思想。

七十八难　论针刺补泻手法

【原文】七十八难曰：针有补泻，何谓也？

然：补泻之法，非必呼吸出内针[1]也。知为针者，信其左[2]；不知为针者，信其右[2]。当刺之时，必先以左手厌[3]按所针荥俞之处[4]，弹而努之[5]，爪而下之[6]，其气之来，如动脉之状[7]，顺针而刺之。得气，因推而内之，是谓补；动而伸之[8]，是谓泻。不得气，乃与男外女内[9]。不得气，是为十死[10]，不治也。

【注释】

[1] 呼吸出内针：即指呼吸补泻手法，俗称"呼吸补泻"，指伴随病人的呼吸而进针和出针的施针方法。患者呼气时进针，吸气时出针为补法；反之为泻法。

[2] 信其左、信其右：信，依靠，使用。左右，指医生的左右手。

[3] 厌：与"压"通。

[4] 荥俞之处：泛指全身腧穴。

[5] 弹而努之：指在进针穴位上，轻弹皮肤，使腧穴部脉络怒张，气血贯注，经气充盈。努，通"怒"。

[6] 爪而下之：用指甲切压进针的部位。

[7] 动脉之状：指经气到来后好像动脉搏动的样子。

[8] 动而伸之：针刺方法。谓进针后，摇动针柄，导引经气。动，将针摇动。伸，舒展，即引导经气外出。

[9] 男外女内：指浅刺、深刺的提插法。男子浅刺于卫分、气分；女子深刺于营分、血分。

[10] 十死：指病入膏肓，不可复生。

【语译】七十八问：针刺的手法有补法和泻法，具体是怎样操作的呢？

答：补泻的针刺手法，并不是必须随呼吸运动而进针、出针。擅长于针刺医术的人，重视左手的作用；不深知针刺医术的人，只信赖右手的作用。当针刺的时候，先用左手压按所要施针的腧穴部位，并用手指弹揉此处，用爪甲切压，等到经脉之气到来时，好像动脉搏动的样子，于是就顺势将针刺入腧穴。等到得气后，便将针推向深处，就是补法；进针后，摇动针体而引气外出，就是泻法。如果进针后未能得气，对于男子就用浅提的方法候卫气，女子就用深插的方法以候营气。如果仍然不能得气，就说明病情严重，难以救治了。

【导读】本难仍然在论述针刺中的补泻方法。此难所论之补泻针法有三：一是呼吸补泻法。原文说："补泻之法，非必呼吸出内针也。"显然肯定了呼吸补泻之法。所谓呼吸补泻法，即呼气进针，吸气出针，针气相顺为补；吸气时进针，呼气时出针，针与气相逆为泻。这是针刺补泻的常法。此法首创于《素问·离合真邪论篇》。二是按压补泻法：在针刺前先按压局部，使经气运行到下针处进针，进针得气后顺势将针推向深处为补；针刺后摇动针柄并不断地将针体上提为泻。三是此难与七十六难都指出浅刺为补，深刺为泻。

七十九难　论迎随补泻法

【原文】七十九难曰：经[1]言迎而夺之[2]，安得无虚？随而济之[3]，安得无实？虚之与实，若得若失[4]；实之与虚，若有若无[5]。何谓也？

然：迎而夺之者，泻其子也；随而济之者，补其母也。假令心病，泻手心主俞[6]，是谓迎而夺之者也；补手心主井[7]，是谓随而济之者也。所谓实之与虚者，牢濡[8]之意也。气来实牢者为得，濡虚者为失。故曰若得若失也。

【注释】

[1] 经：据文义似指《灵枢·小针解》。

[2] 迎而夺之：迎，逆，即逆经脉之气，指针刺方向与经气运行方向相反。夺，强取，夺走，指泻其有余的邪气。

[3] 随而济之：随，指针刺方向与经气运行方向一致。济，补益，即补经气之虚。

[4] 虚之与实，若得若失：即虚证用补法，使病人感觉若有所得，正气充实，症状好转；实证用泻法，则使病人感觉若有所失，邪气衰减，症状减轻。

[5] 实之与虚，若有若无：即实证针刺时，有脉气充盛的感觉；虚证针刺时，有脉气虚弱的感觉。

[6] 泻手心主俞：心属火，手心主之输穴属

土，土为火之子，即实则泻其子。

[7] 补手心主井：井属木，为火之母，即虚则补其母。

[8] 牢濡：指针刺时针下坚紧牢实或松软空虚的感觉。牢，坚实；濡，虚软。

【语译】七十九问：医经中说，针刺时运用"迎而夺之"的泻法，怎能不使邪气由盛转虚呢？运用"随而济之"的补法，又怎能不使正气由虚损转为充实呢？针刺治疗虚证和实证时，虚证用补法，正气得到补充，若有所得；实证用泻法，邪气得以祛除，如有所失。对于这些内容该怎样来理解呢？

答："迎而夺之"是指在其子穴上施针用泻法；"随而济之"是在其母穴上施针用补法。例如心脏发生实性病变时，取手厥阴心包经属土的输穴刺治，这就是"迎而夺之"的泻法；心脏发生虚证时，取手厥阴心包经属木的井穴刺治，就是"随而济之"的补法。至于正邪的盛衰，在针下是有感觉的，这种感觉就是坚紧有力和松软空虚的差异。当针下有坚紧牢实的感觉时是气聚于针下，称之为得；有松软无力的空虚感时，是正气虚弱，称之为失。所以说若有所得，若有所失。

【导读】本难进一步阐述了母子补泻方法，以及根据针感来判断针刺的效果。

1. 迎随补泻法　本难对《灵枢·九针十二原》和《灵枢·小针解》中的针刺

方法作了进一步的发扬。所谓"迎而夺之"，是针刺治疗实证的泻法。此处有两义：一指取穴。如心脏有病，心属火，为母，土为子，所以在手厥阴心包经的"五输穴"中取其输穴（大陵，土穴）。二指针刺方向，即针尖迎着经气运行的方向。所谓"随而济之"，是针刺治疗虚证的方法。此处亦有二义：一指取穴，如心之虚证，取手厥阴心包经的井穴（木）中冲刺治，木能生火，刺井木，亦是顺着经气的方向。二指针刺的方向，母在上方，故刺时应沿着经气运行方向刺。《难经经释》对此破解甚为精当，曰："经文迎随，是以经气之顺逆往来而用针者，候其气之呼吸出入，及针锋之所向以为补泻，两经之法甚备。今乃针本经来处之穴，为迎为泻；针去处之穴，为随为补。盖经文以一穴之顺逆为迎随，此以本穴之前后穴为迎随，义实相近，而法各殊。"

2. 关于得失有无 得，即文中的"有"；失，即文中的"无"。无论得失与有无，均指针下的感觉，然后根据这种感觉判断病证的虚实，再行补泻的手法。若下针后指下感觉坚紧牢实为有气，此即"气来牢实者为得"，是邪盛正不虚的实证。若针下松软空虚为无气，此即"濡虚者为失"，是正气因损失而不足的虚证。

八十难　论进针与出针

【原文】八十难曰：经^[1]言有见如入，有见如出^[2]者，何谓也？

然：所谓有见如入^[3]者，谓左手见气^[4]来至乃内针，针入见气尽乃出针。是谓有见如入，有见如出也。

【注释】

[1] 经：上古文献，无所考。

[2] 有见如入，有见如出：见，同"现"，如，古通"而"。指针刺时，须在指下感觉到经气到来时方才进针或出针。

[3] 有见如入：滑寿注："所谓'有见如入'下，当欠'有见如出'四字。"当补。

[4] 气：指经气。

【语译】八十问：医经中说的"有见如入，有见如出"是什么意思呢？

答："有见如入，有见如出"是指针刺时，先用左手按压穴位，指下显现经气来到时将针刺入，当针入后发现经气已从针下散去，即可出针。这就是所谓的"有见如入，有见如出"。

【导读】本难论述施针过程中，如何把握进针的时机和出针的时机。右手持针，左手压按穴位，当指下感觉到经气已经运行于指下时，就是进针的时机；在行针过程中，当针下感到经气已离针下时，就是出针的时机。

本难继续论述针刺手法，"有见如入"仍是强调左手手法，"左手见气来至乃内针"与七十八难的手法一致。这种以候气为主的进针、出针方法亦为《难经》独创，补《内经》之未备。

本难强调施针中对进针出针时机的把握。进针或出针，一定要候气，根据经气的运行及针下感觉进行施针，这是针刺取效的关键。这种以候气为主的进针、出针方法，一直为后世所重视。

八十一难　论补泻失误

【原文】八十一难曰：经[1]言无实实虚虚[2]，损不足而益有余，是寸口脉耶？将[3]病自有虚实耶？其损益奈何？

然：是病[4]非谓寸口脉也，谓病自有虚实也。假令肝实而肺虚，肝者木也，肺者金也，金木当更相平[5]，当知金平木。假令肺实而肝虚，微少气，用针不补其肝，而反重实其肺，故曰实实虚虚[6]，损不足而益有余。此者中工[7]之所害[8]也。

【注释】

[1] 经：文义与《灵枢·终始》同。

[2] 无实实虚虚：前一个实和虚作动词，即实用补法，虚用泻法。后一个实和虚作名词，即实为实证，虚为虚证。徐大椿认为当为"无实实无虚虚"。文义较顺，可参。

[3] 将：或者，抑或。

[4] 是病：滑寿注："'是病'二字，非误即衍。"可参。

[5] 更相平：相互制约。平，治、制约，使其平衡。

[6] 实实虚虚：指实证用补法，虚证用泻法。

[7] 中工：似当为"下工"。因为连虚实补泻原则都不清楚，此非"中工"所为。

[8] 害：此指医疗事故、治疗的错误。

【语译】八十一问：医经中说，不要用补法治疗实证，也不要用泻法治疗虚证，这种用泻法治疗虚证和用补法治疗实证的治疗失误，是指寸口脉象的虚实？还是指疾病本身的虚实？这种虚泻和实补的错误，具体情况又是怎样的？

答：这是指疾病虚实，不是指寸口脉象虚实，是疾病本身的虚实情况。例如肝实而肺虚的疾病，肝五行属木，肺五行属金，金与木应当相互制约，所以对这种肝实肺虚的疾病，就应当采用补肺泻肝的治疗方法，使金能制约木。假如是肺实肝虚的病，肝气虚弱不足，针刺治疗时不补偏虚的肝，反而再用补法补益偏盛的肺，这就是补实泻虚，也就是损伤了不足而补益了有余的错误治疗，这是水平很低的医生所犯的错误。

【导读】本难列举肝肺有病之例，阐述了虚证误泻、实证误补的错误治疗。"实者泻之，虚则补之"，这是治疗实证、虚证的基本方法，如果实证误补、虚证误泻，就犯了"虚虚实实"之虞。本难根据《内经》的精神，以肝实肺虚、肝虚肺实之例，阐述了这一精神。如果是肝实肺虚，治当佐金平木。如果是肝虚肺实证，再用佐金平木，就属于"益有余而损不足"的错误。

跋

《难经》概说

《〈难经〉入门导读》紧扣 81 篇原文的宏旨大义，运用简洁明快的语言，逐篇进行了扼要的注释和语译，对每段原文的含义予以扼要地导引解读，以畅明其要言大意以及临床应用。为了全面了解《难经》一书的成书与流传情况及其与《内经》的关系，准确把握《难经》的学术思想和学术贡献，整体把握《难经》的主旨大义和内容概况，有必要了解以下几个方面的问题。

一、《难经》书名的含义

《难经》全称《黄帝八十一难经》，是一部以问难方式探讨医学理论的专著，写作体例为自问、自答，答时用"然"。

书名冠以"黄帝"，与《黄帝内经》（简称《内经》）一样，既有尊崇、托名之意，又表达了其传承源于"黄帝时代"的医药文化。黄帝，又称皇帝，是从远古太阳神崇拜演变而为人间帝王，是太阳创世主的历史化和人化。《史记·五帝本纪》将黄帝作为第一位民族统一的帝王，认为他建立了艰苦卓绝的丰功伟绩，其后有关黄帝的传记中，又胪列了许许多多创造发明的业迹，使黄帝成了中华民族最早融合、繁衍与文化首创的象征。《难经》冠以黄帝之名，主要是取黄帝为中华民族文化首创的象征之义，以示其学术渊源之深远，正如《淮南子·修务训》说："世俗之人多尊古而贱今，故为道者，必托之于神农、黄帝而后能入说。"《难经》书名冠以"黄帝"，也是汉代的时尚，《难经》大约形成于两汉时期，汉初黄、老并称，是"黄老之学"鼎盛发展的时代，一批以"黄帝"为名的文献应运而生，如道家有《黄帝说》《黄帝四经》，历谱家有《黄帝五家历》，阴阳五行家有《黄帝阴阳》，天文家有《黄帝杂子气》，医家有《黄帝内经》等，不胜枚举。因此，称黄帝不仅是托名，更应当是彰显其学术思想是黄帝时代所创立文化的流存，或遗存。

"八十一"者，是就其内容而言，因书中就医学问题，厘为 81 节论之，2/3 见于《内经》，1/3 不见于《内经》。

"经"之本义，《说文解字》："经，织也。"指布帛的织线，引申为常道。陆德明所著《经典释文》释经为"常也，法也，径也"，即"规范"。古书称"经"者，有《诗经》《书经》《易经》《道德经》等，医书有《内经》《神农本草经》《中藏经》等，皆为示人以规范的重要典籍，诚如《文史通义·经解》中说："至于术数诸家，均出圣门制作……

而习是术者奉为依归，则亦不得不尊以为经言者也。"《难经》称"经"，无疑是强调该书为医学之规范，是习医之人探求医学奥理之门径，凡业医者必须学习和遵循。

书名曰"难"的诠释，有以下几种不同意见：其一，诘问、责难，读 nàn。引申为探求、探讨，即对《内经》及上古医论中论而未详、未明之理进行探求，故有人直释为"问难《黄帝内经》之义"。难，是问难之义，"难"为"问"的互词，故"八十一难"即"八十一问"。晋代皇甫谧在《帝王世纪》中说："黄帝命雷公、岐伯论经脉，旁通问难八十一，为《难经》。"日本人丹波元胤所著《难经疏证·难经解题》曰："难，是问难之义。"而且他还据隋代肖吉所著《五行大义》，及唐代李善的《文选·七发》，都引用《难经》的文字，以证"难"为"问"的互词，故"八十一难"即"八十一问"。其二，论说、论述，读 nàn。《吕氏春秋·乐成》："令将军视之，书尽难攻中山之事也。"高琇注："难，说。"又《史记·五帝本纪》："死生之说，存亡之难。"司马贞索隐："难，犹说也。凡事是非未尽，假以往来之间，则曰难。"认为本书是解释、论述《内经》及其他古医籍中疑难问题，故名。如金代纪天锡在《难经集注表》中说："秦越人将《黄帝素问》疑难之义八十一篇，重而明之，故曰《八十一难经》。"日本人名古屋玄医所著《难经疏注》认为，难，"或为问难《黄帝内经》，或为难易之难者，俱未稳"。因而认为是论说之义。其三，困难、困惑、不容易，读 nán，即难易之难。《玉篇·寒韵》："难，不易之称。"《广韵·寒韵》："难，艰也，不易称也。"唐代杨玄操在《难经集注》中曰："名为《八十一难》，以其理趣深远，非卒易了，故也。"宋代黎泰辰的在《难经汇考》中曰："世传《八十一难经》，谓之难者，得非以人之五脏六腑隐于内，为邪所干，不可测知，唯以脉理究其仿佛邪，若有重十二菽者，又有按车盖而若循鸡羽者，复考内外之病以参校之，不其难乎！"以上三说各有道理，亦各有据，三义兼而有之更胜。

二、《难经》成书年代与作者

关于《难经》的成书年代及作者，千百年来医家、学者争论不已，分歧较大。古今《难经》成书说很多，归纳起来主要有 4 种：上古时书；成书于战国时代；成书于西汉；成书于东汉。

1. 成书于上古，为黄帝所作 主张《难经》为上古时书者，始于魏晋时期的皇甫谧。皇甫谧既是著名的医学家，也是史学家，他在其所撰的《帝王世纪》中说："黄帝有熊氏，命雷公、岐伯论经脉，旁通问难八十一，为《难经》。"将《难经》成书推之于上古，为黄帝时代所作。梁朝阮孝绪的《七录》有《黄帝众难经》之目，亦载《黄帝八十一难经》。隋以前多将《难经》附于黄帝名下，言"黄帝"只是尊崇、托名而已，因此此说影响较小。

2. 成书于战国，秦越人撰 《难经》成书于战国一说始自唐代，唐代杨玄操在《难经集注·序》中云："《黄帝八十一难经》者，斯乃渤海秦越人之所作者也。"《旧唐书·

经籍志》亦有"《黄帝八十一难经》二卷，秦越人撰"的记载。《新唐书·艺文志》径称"秦越人《黄帝八十一难经》二卷"。此论主要依据为《史记·扁鹊仓公列传》所说："至今天下言脉者，扁鹊也。"但书中并未记载秦越人撰写《难经》的史实，且《脉经》中所载《难经》之文，并未标明为扁鹊所言，而所引扁鹊之文，并不见于今本《难经》。唐后许多医家赞成此论，如《难经正义》作者叶霖云："世传之《难经》者，杨玄操序言勃海秦越人所作……其为汉以前书无疑，是即史迁《仓公传》所谓扁鹊之脉书也。"认为扁鹊即战国时秦越人。但现代多数学者对战国成书说持怀疑或否定态度。

3. 成书于西汉，仓公之书 持《难经》成书于西汉者，既有古代学者，也有近现代学者。主要依据《内经》《难经》的学术源流继承关系和学术特点，或以《难经》为仓公淳于意的门徒弟子所著，如《中国医籍考》卷一《医经（一）》载明代文史家赵时春《赵浚谷文集》曰："传记言《黄帝内经》乃黄帝书，《难经》乃越人书。《难经》非越人书，真仓公书耳。以为仓公之书，故必寄之于越人；越人之书，故必寄之于黄帝。"现代学者何爱华认为《难经》"其独专取两手寸口动脉，分为寸、关、尺三部，以候五脏六腑之病变为其主流，这是我们探求《难经》著作时代之首要标志"。并以仓公诊籍26例病案中有20例诊脉独取寸口为据，断言"《难经》不是战国时代"，"而是西汉时代的著作"，"当为淳于意一派医家的著作"。但仓公淳于意诊籍中的脉法与《难经》脉法水平相比要粗浅得多，从仓公诊籍中的记载可知其寸口脉诊时已开始分部察五脏气、诊五脏病，则知淳于意师徒或许是《难经》脉法成熟过程中的推进者，或许《难经》成书有他们的参与。《中国医学史》教材指出"《难经》是继《内经》之后的又一部中医古典著作，其成书年代可以确定在东汉以前，大约编撰于西汉时代"。现代学者迟华基根据《难经》《伤寒杂病论》《脉经》的学术继承关系，认为"《难经》的成书，当不晚于西汉，是东汉以前医学家辑录秦越人佚文而成"。《难经》成书于西汉说，从书的内容、学术思想进行论证，显然较前两种说法进了一步，后世宗此说者众。

4. 成书于东汉，东汉名师所作 认为《难经》成书于东汉者，首推日本学者丹波元胤，他在《难经疏证·难经解题》中认定《难经》是出自东汉名师之手，指出："详玩其文，语气较弱，全类东京，而所记亦多与东京诸书相出入者。"认为《难经》语气较《素问》《灵枢》薄弱，类似于东汉时代的语言特点，并举元气、金木浮沉、泻南补北等说，以及诊脉之法亦异于仓公的诊籍，而仲景、叔和据而用之的情况，推测"其决非出西京人手"，而是东汉时期的作品。现代学者李今庸亦认为《难经》成书的时间，大约在后汉，并进一步确定"《难经》成书年代下限很大可能就在公元106年，即后汉殇帝延平左右"。《中国医学史略·难经》中也说："近人考定本书为东汉人所作是可信的。"因《难经》中有不少内容见之于汉代诸书，所以成书于东汉的《难经》援引了西汉的有关著作之内容；魏晋时代的医书，诸如《脉经》《帝王世纪》《针灸甲乙经》等，均有关于《难经》的记载；率先注解《难经》者是三国时代孙吴的太医吕广。后世多数学者赞同此说。

5. 其他　除上述几说外，还有学者认为《难经》成书于六朝、唐后等。首倡六朝说者系清代姚际恒《古今伪书考》，该书认为《难经》一书《史记》《汉书·艺文志》未载，而直到《隋书·经籍志》始有著录；最早注释者吕广并非汉末三国吴人而是隋代吴地人；《脉经》与《难经》中相同之处是《难经》援引《脉经》，《难经》当成书于《脉经》之后；《针灸甲乙经》的序文中未涉及《难经》。近代学者恽铁樵、廖平、范行准等也从此说。万方认为：吕博望所注《众难经》和皇甫谧《帝王世纪》所提到的《难经》，均非现行本《难经》，并进行了深刻探讨后说："《难经》出于六朝后期说，基本是符合史实的。"唐后说见于黄云眉的《古今伪书考补正》，其从《难经》与《脉经》《针灸甲乙经》的关系推论此为唐后著作。六朝说和唐后所述依据多为推论，而汉末张机所著《伤寒杂病论·自序》撰用"八十一难"则为难以回避的事实，书中以独取寸口为基本脉法指导辨证治疗更是无可否认的证据，因此这两种观点难以成立，响应者甚少。

在《难经》成书问题上为什么会有这么大的分歧？《难经》究竟成书于何时？该如何确定《难经》的成书年代呢？中国古代文献，特别是经典著作本身写作与成编历程复杂，一些内容往往在原创者写成之后，又有门徒、后人的补充或注释混杂其中；加之传承过程久远，多人传抄，而致文字移易、脱简蚀阙，以及传抄错误等诸多变故，最后方为汇编者所收集、整理、入编。汇编成书之后，才予以一个统一的新书名流传于世。因此，人们在研究中常将其分为文献的创作年代和汇编成册两个问题看待，《内经》即是如此。关于《难经》的文献记载，以及《难经》的学术内容与文字表述、文义医理等，皆存在一定的差异，《难经》的成书也可分为文献的创作和成编两个问题看待。

关于《难经》一书汇编成册的时代，可以从史书记载做出大致的推断。先秦文献中未见《难经》之名，西汉官私文献《淮南子》《春秋繁露》《史记》《汉书》等，亦无《难经》的记载。《难经》书名最早见于东汉张仲景的《伤寒杂病论·自序》，言"撰用《素问》《九卷》《八十一难》"，明确说明《伤寒杂病论》撰写过程中参考了《难经》，《伤寒杂病论》不但留下了大量《难经》的痕迹，还继承和发挥了《难经》中的许多内容。如，仲景诊脉全然本于《难经》，其书中有大量证据，如寸口诊脉法的寸、关、尺三部划分和脏腑经脉配属，以及浮中沉定九候等创于《难经》，这一方法在《伤寒杂病论》中得到广泛地运用，其中《伤寒论》的第12、15、244、363条等，《金匮要略》的第一、五、十二、十四、十五、十六等章中皆有条文可征；《伤寒杂病论》以关脉之前后分阴阳、分尺寸均秉承于《难经》三难，如《金匮要略》第一、五章和《伤寒论》第4、7、12条等。又如，《难经》将伤寒分为广义和狭义，并对外感病分类脉象作了详细描述，其所述伤寒、中风脉象为《伤寒论》所用，并作为麻黄汤、桂枝汤的基本脉象，在其辨证论治中做了充分的发挥；再如，《金匮要略》关于上工、中工、下工的划分及治未病理论与《难经》的五十六难一脉相承。关于内、外证理论，《金匮要略》第一、十二章关于脏腑疾病的预后，积聚病的鉴别诊断等内容，与《难经》的五十二难、五十四难、五十五难观点一致，但未见于《内经》。《伤寒杂病论》成书在公元 200～210 年，据此，《难经》的成书年代当不晚于东汉末年，这个时间当是《难经》汇编成册的下限。

《难经》汇编成册的上限，可以《七略》《汉书·艺文志》为标志加以分析。东汉班固的《汉书·艺文志》是我国现存最早的图书目录，其中《方技略》著录与医药卫生相关的书籍，记载了《内经》等医经、医方、房中、神仙四类著作共三十六部，未提《难经》之名。而《汉书·艺文志》是班固据《七略》，"删其要，以备篇籍"而成。《七略》则是西汉末刘向、刘歆父子等奉诏校书时撰写的我国第一部图书分类目录，其中校方技类书籍的是朝廷侍医李柱国。史载李柱国校刊医书的时间是在西汉成帝河平三年（公元前 26 年）。就是说，西汉末汉成帝年间，《难经》尚未问世，李柱国自然没有校刊整理，刘歆也就没有著录于《七略》之中，那么，班固所修的《汉书·艺文志》中引用《七略》的内容时也就未提到《难经》，说明《难经》的成书肯定在《汉书·艺文志》成书（约公元 80 年）之后。由此推论，则《难经》的成编时代当在《汉书·艺文志》之后，《伤寒杂病论》之前的大约 120 多年间。

综上所述，《难经》材料来源久远，自非一时一人之作。就其内容而言，显然与《内经》一脉相承，多是针对《内经》而论，因此，虽然有些内容较为古老，或可追溯到战国，但《难经》主要学术内容的形成较《内经》学术内容形成晚，当在两汉时期，或者说《难经》在成编时撷取了与《内经》成编时所汇聚的相同的古医著。就其书名的出现，亦即汇编成书的时间大约在《汉书·艺文志》之后，《伤寒杂病论》之前的东汉中后期。

关于《难经》作者，如前所述有黄帝说、扁鹊秦越人说、淳于意师徒说、东汉名师说等。既然《难经》的著作时代跨越春秋战国至汉代，所以《难经》的作者自然非一时一人，而是众多医家经验的结晶。民国医家张寿颐的《难经汇注笺正》也说："八十一难本文，盖出于战国秦汉之间，各道其道，必非一时一人之手笔。"故烟建华认为"就文献记载，文义医理而论，此书当非一人所为，很可能是古代医家私授门徒释难解惑的记录，辗转相传，又不断整理补充而成的。"

三、《难经》流传概况与版本

1. 《难经》的流传概况　《难经》自汇编成册后，随着时代的变迁，政局的动荡，以及保存技术条件的限制等诸多原因，历经辗转传抄、散佚、补充、重编、校勘，以及注释等，早已失去其本来面目。

最早记载《难经》的是张机的《伤寒杂病论》，"乃勤求古训，博采众方，撰用《素问》《九卷》《八十一难》《阴阳大论》《胎胪药录》，并平脉辨证"（《伤寒杂病论·序》），首先提及《难经》之名，说明《难经》在此时与《素问》《九卷》《阴阳大论》《胎胪药录》等一并传世。汉末三国时期吴太医令吕广最早对《难经》进行了注释，惜已佚失，部分内容保存在后世《难经集注》中。魏晋时代的医书，诸如王叔和的《脉经》、皇甫谧的

《帝王世纪》《针灸甲乙经》等，均有关于《难经》的记载。王叔和的《脉经》最早引用了《难经》的原文，书中虽未言及《难经》之名，但其所载《难经》内容，全是直接引用而不标明出处，文字多与《难经》同，如"辨尺寸阴阳荣卫度数"与一难、二难、三难全文同，"持脉轻重法"与五难全文同，"辨脉阴阳大法"前半部分与四难全文同，等等。可见，我国第一部脉学专著《脉经》直接继承了《难经》的脉学内容。此后有数百年左右文献中未见记载《难经》书名，直至唐初《隋书·经籍志》官方文献资料第一次记载了《难经》一书，其列目有"《黄帝八十一难》二卷；梁有《黄帝众难经》一卷，吕博望注，亡"。医家杨玄操为《难经》作注，杨氏以吕广所注的《难经》为依据对该书重新予以疏注，凡吕氏未解者，予以注释，吕氏注不尽者，也予详释，并附以音义，以彰其旨，经过十年的钻研，撰成《黄帝八十一难经注》5卷，惜后佚，其内容可于《难经集注》中窥知。之后《旧唐书·经籍志》《新唐书·艺文志》均记载了此书，自此之后历代均有记载。

现存最早的《难经》注本，是《王翰林黄帝八十一难经集注》，简称《难经集注》，五卷十三篇八十一首。该书为明代医学家王九思等辑录三国时吴太医令吕广，唐代杨玄操，宋代丁德用、虞庶、杨康侯等有关《难经》注文汇编而成，保留了北宋以前的五家注、三家校和一家音释，其中吕注是已知《难经》的最早注文，丁注中载有最早的古本《难经》遗文。书中多处引用了《内经》等经典医籍及其他经史书籍之文，对于后人整理研究《难经》，了解《难经》早期注本情况及相关古医籍的研究等均有重要参考价值。《难经集注》所集吕广等五家注释，不但注释时间较早，而且其五家单行注本均已散佚无存，五家之注皆别无传本，全赖此集得以部分保存而传后世，使今日得以见到宋代以前医家对《难经》的注释，极为难得，流传较广。

2. 《难经》的版本 《难经》成编以后，虽然经过历代医家的辗转传抄，散佚整复，编辑注释，内容也有一些增删移易，古今文字可能有所不同，但基本保留了《难经》原貌。如杨玄操的《黄帝八十一难经·序》云："此教所兴，多历年代，非唯文字舛错，抑亦事绪参差，后人传览，良难领会。"因此他做了整理改动，另行"条贯编次，使事例相从，凡为一十三篇，仍旧八十一首"。杨氏这种对《难经》编注的做法和王冰次注《素问》迁移篇次的做法相同，但他删改了哪些文句没有说明。由此来说，现存的《难经》已不是《难经》的原貌，但大致是不会错的。故清代孙鼎宜也说："今文之注，始吕广而渐盛，而古文则传云出自王叔和。"民国张寿颐在《难经汇注笺正·自序》中亦说："是真医经中的最早古者。"

《难经集注》成书于北宋末南宋初，约南宋至元明间传入日本。明朝中期以后，国内失传。该书现存版本较多，主要有日本江户时期庆安五年（1652年）武村市兵卫刊本（庆安本），日本宽政十五年（1803年）林衡辑《佚存丛书》（佚存本），日本文化元年（1804年）濯缨堂重刻本（濯缨本），清咸丰二年（1852年）钱熙祚据《佚存丛书》本校勘并作夹注的《守山阁丛书》（守山阁本）。守山阁本、佚存本成为后来人们续刻的蓝本，如佚存本有清光绪八年（1882年）上海黄氏重刻本，1919年商务印书馆据上海涵芬楼影印的《四部丛刊》本，1922年中华书局排印的《四部备要》本，1956年人民卫生出版社影印本；守山阁本有1955年商务印书馆和1963年人民卫生出版社排印本等。

四、《难经》与《内经》的关系

《难经》与《内经》两部古典医籍，均为中医理论体系形成的标志性著作，关于《难经》与《内经》的关系，多数学者认为《难经》本《素问》《灵枢》以为问答，阐发《内经》微旨，为《内经》释难解惑，补《内经》之所未发。如杨玄操明确指出《难经》伸演《内经》之道，认为"黄帝有《内经》二秩，秩各九卷，而其义幽赜，殆难穷览，越人乃采摘英华，抄撮精要，二部经内凡八十一章，勒成卷轴，伸演其道，探微索隐，垂示后昆，名为《八十一难》，以其理趣深远，非卒易了故也"（《难经集注·序》）。

1. 阐发《内经》要旨，发展《内经》理论　遍览《难经》一书，不但许多内容与《内经》一脉相承，而且书中自七难起，直述"经言"者达35处，其中大部分可以在《内经》找到出处，如十一难之"经言脉不满五十动而一止，一脏无气"，文见《灵枢·根结》；十二难之"经言五脏脉已绝于内，用针反实其外；五脏脉已绝于外，用针者反实其内"，文见《灵枢·九针十二原》，其与《内经》的关系显而易见。概括《难经》与《内经》的关系，除了传承关系，还在许多方面表现为创新发展关系。传承和发展《内经》学术思想，这是《难经》的主要学术成就之一，元代滑寿所著《难经本义·自序》就认为《难经》"盖本黄帝《素问》《灵枢》之旨，设为问答，以释疑义，其间荣卫度数，尺寸部位，阴阳王相、脏腑内外，脉法病能与夫经络流注、针刺腧穴，莫不该备，约其词，博其义，所以扩前圣而启后贤，为生民虑者，至深切也"。清代徐大椿《难经经释·叙》强调《难经》"以《灵》《素》之微言奥旨，引端未发者，设为问答之语，俾畅厥义也……悉本《内经》之语，而敷畅其义，圣学之传，惟此为得其宗"。《难经》对《内经》学术思想的传承和发展可从以下多个方面体现出来。

（1）传承和发展《内经》阴阳五行理论：《内经》运用阴阳五行学说指导医学思维和诊疗实践，构建了中医学的理论体系。《难经》承而继之，更全面、深刻地运用了阴阳五行学说，探索和认识人体的生命活动及其疾病的规律，指导疾病防治，巩固了《内经》建立的医学理论体系。如《难经》以脉位尺寸和脉象动静分阴阳，脏腑经脉五行相生定脉位，以五行生克概括脏腑系统功能，分析病因病机和五脏病证、病传，确立补母泻子、泻南补北等补泻法则等。

（2）传承和发展《内经》整体观思想：整体观是《内经》理论体系的重要特征，也是《难经》学术思想的基石。如《难经》继承《内经》以五脏为核心的生命整体观思想，在三十二难至三十七难对五脏所主之五声、五色、五臭、五味、七窍、七神，以及四时五脏脉象、脏腑表里关系等进行了系统整理归纳，包含了丰富的有关五脏各自的生理病理特点、症状表现特征以及五脏病变诊断、防治原则和方法的学术内容，成为中医以五脏为中心的藏象学说重要的组成部分。《难经》继承《内经》天人相应的整体观思想，在七难、十五难论述了四时旺脉、六气旺脉，在五十六难、七十五难论述了季节与发病的关系。在继承《内经》整体观思想的基础上，《难经》构建了以"命门－元气－三焦"为轴心的整体生命观。

（3）传承和发展《内经》藏象理论：在《内经》已取得的研究成就基础上，《难经》从三十难至四十七难进行了新的补充和发展，介绍人体脏腑解剖知识、生理功能及其与组织器官之间的关系，以及营卫气血等。《难经》在藏象方面最有原创性的学术成就为在《内经》六腑解剖的基础上，对五脏、六腑的形态进行了较精细的解剖观察和记录，包括各自的长度、内径、外形特征、容积、重量及肝与肺的比重和分叶等，提出了"七冲门"的概念，创说元气，发明命门，开拓三焦理论，为藏象学说的发展做出了贡献。

（4）传承和发展《内经》经络理论：《内经》奠定了系统的经络学理论，《难经》二十二难至二十九难对此作了简明扼要的整理和新的补充与阐发。《难经》关于经脉的长度和流注，以及十五别络的数目与名称与《内经》基本一致，对于《内经》所言的"是动""所生病"，《难经》提出了气血先后病说，在《内经》八脉理论的基础上，率先提出"奇经"之名，创立"奇经八脉"之名，深刻阐述了奇经概念、循行和功能，丰富和发展了《内经》奇经八脉的理论。

（5）发展和完善《内经》脉法：《难经》不仅在《内经》所述寸口诊脉原理的基础上对脉学理论做了进一步发挥，更突出的是其创造性地提出"寸口者，脉之大会，手太阴之动脉"的论点，将寸口部位分成寸、关、尺三部，每部各分浮、中、沉三候，称之为三部九候，并将三部配属相应脏腑经脉以诊病。经过《难经》的这一创造性发展，独取寸口诊脉法才得以完善确立并为后世所传承，从而使这一古老而实用的诊病技术自此步入于临床实用阶段。

（6）传承和发展《内经》针刺腧穴理论：腧穴方面，《难经》主要论述了五输穴、原穴、募穴和背俞穴。五输穴，创自《内经》，《难经》六十三难、六十四难、六十五难、六十八难对其作了较为系统深刻的论述，使之得到了补充和完善，尤其是其对阴经、阳经五输穴五行属性的概括为后人所称道。原穴，《内经》虽已论及原穴的名称，但对其命名意义未做深入分析，《难经》六十六难将原穴命名的含义提到元气的学术高度，对于理解原穴的穴性、功能、主治有重要的价值。八会穴，《内经》没有记载，系《难经》四十五难首次提出。俞穴、募穴虽首见于《内经》，但其只论述了三个脏背俞穴的名称和位置，《难经》六十七难对其名称、位置，以及意义做了补充阐发。针刺方面，《内经》有丰富的论述，《难经》在其基础上，在针刺方法和技术上有所创新，在具体应用上，除了针刺手法上的补泻法外，又结合五行相生规律，创立了补母泻子的配穴原则，首创了"泻南补北"法，阐发了四时异治针法，强调针刺时的双手配合，使《内经》所提出的"虚则补之，实则泻之"的针刺原则，因时取穴、因时施针的针刺方法等，在《难经》中得到了充实和发挥。

（7）传承和发展《内经》疾病理论：在病因方面，《内经》关于病因的阴阳分类和三部分类法，奠定了中医学病因理论的基础。《难经》承《内经》有关论述之要，进行了更加简明的阐释，认为引起疾病发生的原因不外乎有风、寒、暑、湿之外因，有忧愁思虑、恚怒、喜怒等情志所伤之内因，以及饮食不节、劳倦太过等原因，结合五行学说将其分为"正经自病"和"五邪所伤"两类，并以虚邪、实邪、贼邪、正邪、微邪为名，形成了自成体系的病因学说。在病机方面，《内经》对病机的阐述多运用阴阳之理和脏腑理论，而《难经》则在承《内经》强调病机之辨，要在脏腑，以脏腑为核心对疾病进行定位、定性和预测其预后，同时，运用五行之理分析病机，认为五脏疾病之间传变不外乎生克乘侮的关系，如，十难中以心为例论述的以脉象测病传的理论，五十难所言之五邪传变，五十三难所言"七传"（即《素问·玉机真脏论篇》所论之"顺传"），均继承和发展了《内经》病传理论。在疾病的诊断方面，《内经》虽强调要诸诊合参，决死生之分，但没有明确提出望、闻、问、切四诊，《难经》概括《内经》要旨，明确规定了四诊内涵（六十一难）。《素问·通评虚实论篇》指出"邪气盛则实，精气夺则虚"，《难经》则从脉之虚实、病之虚实、诊之虚实三个方面辨别疾病的虚实（四十八难）。在病证方面，《难经》接过《素问·热论篇》伤寒的话题，明确地将伤寒分为广义与狭义两个方面，五十八难指出："伤寒有五，有中风，有伤寒，有湿温，有热病，有温病。"并对它们的脉象做了鉴别，阐释了《内经》汗下治疗的原则，提出邪在表、在里应用汗法、下法的明确标准。此外对《内经》所论之积聚、泄泻、癫狂、头痛、心痛等病的病因病机和鉴别等均作了补充和发展。

2. 创新中医学术，与《内经》竞相生辉　《难经》中所称的"经言"，有些在《素问》和《灵枢》中既不能寻其文，亦无法觅其义，如二十难之"经言脉有伏匿"、四十五难之"经言八会者"等。有些虽可在《内经》找到出处，但其内容却相差较大，如二十二难十二经之"是动""所生病"，文在《灵枢·经脉》，《内经》是将每一经的病候分为"是动"病和"所生病"两组，但未明确"是动"病和"所生病"的内涵。《难经》则认为"经言是动者，气也；所生病者，血也。邪在气，气为是动；邪在血，血为所生病。气主呴之，血主濡之。气留而不行者，为气先病也；血壅而不濡者，为血后病也。故先为是动，后所生病也"。由此而引发了历代学者的争议。

《难经》较之《内经》，虽然其主要学术内容的形成较《内经》学术内容形成晚，许多内容与《内经》一脉相承，但两者的形成均经历了一个较长的形成过程，材料来源久远，创作和成编年代有重叠，《难经》在成编时就可能撷取了与《内经》成编时所汇聚的相同的古医著。因此，所谓"经言"，不一定均出自《素问》和《灵枢》，《内经》引用了《上经》《下经》等二十多种早已亡佚的古代医学文献，也惯用"经言"，如《素问》的《离合真邪论篇》《调经论篇》《解精微论篇》等，那么《难经》所称"经言"就也有可能引自这些亡佚的古代经书。因此，《难经》所说的"经言"，既有本之《素问》《灵枢》者，也有显然与《素问》《灵枢》异帜者，还有补《素问》《灵枢》之未备者。《难经》的许多内容意在阐发《内经》微旨，并能敷畅发明、创新学术，然而某些观点并不见于《内经》，有些在《内经》虽有其名，如命门说、三焦说、寸口脉法等，但《难经》之论与之大有不同，或别有师承，或所论有别，或作者独创，各述所据，各论其论，大可不必执同伐异，虽与《内经》关系密切，亦不必限于《内经》。正如清代医家徐大椿《难经经释·叙》所言："其间有殊法异义，其说不本于《内经》，而与《内经》相发明者，此则别有师承，又不得执《内经》而议其可否。"《医学源流论·难经论》亦言："是书之旨，盖欲推本经旨，发挥至道，剖晰疑义，垂示后学，真读《内经》之津梁也。""其中有自出机杼，发挥妙道，未尝见于《内经》，而实能显《内经》之奥义，补《内经》之所未发，此盖别有师承，足与《内经》并垂千古。"

综上所述，《难经》学术价值之一是继承《内经》的学术思想，阐发《内经》要旨，巩固了《内经》创建的医学理论体系，可视为《内经》之辅翼。学术价值之二是创新中医学术，发《内经》之未发。《难经》中诸如独取寸口脉法，命门、元气、三焦、奇经理论等学术原创理论，犹如中医学参天大树上的颗颗明珠，散发着耀眼的光芒。其不但补充了《内经》之不足，发展了《内经》理论，而且促进了整个中医理论体系的发展，在中医学发展过程中起到了承前启后的重要作用，是中医理论体系的重要组成部分。因此，《难经》虽与《内经》关系密切，但却以其突出的学术贡献而著称于世，是一部可与《内经》媲美的中医学重要理论著作，与《内经》并称为中医经典。

五、代表性注家与注本

《难经》原本早已亡佚，现流传于世的，皆为诸家注本，下面列出一些较有代表性的注家及注本，供参考学习。

1.《难经集注》　书名原为《王翰林集注八十一难经》，共五卷。题王九思、王鼎象、石友谅、王惟一。王鼎象、石友谅无可考证，王惟一又名王维德，江苏吴县人，曾任北宋太医局翰林医官，王九思为明代人，以上数人中最晚出，一般称该书为王九思辑。该书初刊本已佚，《四库全书》也未见收录，现存版本是经流传到日本而得以保存下来的。根据丹波元胤《医籍考》转引，大约在南宋时期，由建安李元立汇刻成书的《难经十家补注》是《难经集注》的前身。

该注本是现存最早的《难经》注本，保存了吕广、杨玄操、丁德用、虞庶、杨康侯五家的注释，并由王九思校正，王鼎象再校正，王惟一重校正，以及石友谅音释。其中，杨康侯考证未详，注中称康侯辩驳丁德用之说有两条，其余均与杨玄操注相混，难以分辨。该注本依照杨玄操"条贯编次，使类例相从"的原则，按脉诊、经络、脏腑、疾病、腧穴、针法等次序分为十三篇。书中吕注为已知《难经》的最早注文，丁注载录了最早的古本《难经》遗文。此外，该书还多处引用了《内经》等经典医籍及其他经史书籍的文字，对于隐晦难懂的经文，还另列图表加以阐释，帮助理解。因此，该书虽分类烦琐，注文也不尽完善，但是汇集宋之前《难经》的研究成果，对于整理、研究《难经》早期注本及古医籍校勘等有重要价值，是学习《难经》的重要参考书。

2. 《难经本义》 元代滑寿著。滑寿，字伯仁，号樱生，河南许昌人，先后师从于王居中和高洞阳，博通经史，尤精于医，对《内经》《难经》《伤寒论》研究造诣精深。

滑氏鉴于《难经》流传版本文字缺漏，编次错乱，而历代注本皆有不足之处，遂参考元代以前《难经》注本及有关医籍诠释《难经》，对其中部分内容进行了考订。该书首列《难经汇考》，对《难经》的作者、名义及源流等问题进行了讨论；次列《阙误总类》，校勘错简衍文十九条，以理校为多，提出疑问及意见，但不加改动；再次列"图说"一篇，制图十三幅，以图文形式对其中较复杂的理论进行阐明。正文二卷，先列原文，次置注释，注中考证原文在《内经》的出处，融合张仲景、王叔和，以及唐、宋、金、元二十余家的论述，并结合个人见解加以发挥。全书博采诸家精要，择善而从，疏证本义，考证详审，说理条达，发挥颇多，并参以己意，所注经文，自成体系，对《难经》进行了全面注释，成为注释《难经》的经典之作。在《难经》诸多注本中影响较大，流传甚广，刊本众多，《全国中医图书联合目录》共收载 22 种。

3. 《图注八十一难经》 明代张世贤著，八卷。张世贤，字天成，号静庵，宁波人，世医出身，正德年间（16 世纪）以医术闻名，尤擅长针灸。张氏对《难经》八十一篇全部加以图释，称为《图注八十一难经》，简称《图注难经》。

以图解《难经》者，前已有之，丁德用之始，滑氏紧随其后，张氏《图注难经》注文亦有颇见功底之处，所附之图不乏精辟者，如所绘的"肝有两叶图"（四十一难）和"人身之背面脏腑形状图"（四十二难），图中所标注心、肝、脾、肺、肾、胃、小肠、大肠的解剖部位，都达到了相当高的水平，几乎与现代解剖图谱完全一致，比 16 世纪的魏扎里《人体的构造》出版要早半个世纪。此书多与王叔和《图注脉诀》合刊，是后世刊本最多、流传最广的一种注本，也是明代《难经》注本中最有成就者。

4. 《难经经释》 清代徐大椿著，两卷。徐大椿，原名大业，字灵胎，晚号洄溪，江苏吴县人。平生著有《神农本草经百种录》《医学源流论》等，并曾对《外科正宗》《临证指南》加以评定。

徐氏知识渊博，医学功底深厚，对《内经》经旨理解透彻娴熟，认为《难经》不能称为经典著作，而是传《内经》之学者，内容必不可违于《内经》。历代注家不能从源及流，纵然有对此大存可疑者，也多曲为解释，所以徐氏采用"以经解经"的方法，"悉本《黄帝内经》之语而数畅其义"，其注《难经》以《内经》理论为本，对照《内经》《难经》二书有关内容，阐发义理及其学术渊源。凡其内容有不本于《内经》，而与《内经》相发明者，也承认其别有师承，而摘《内经》之言以证之。该书引用《内经》来阐释《难经》

经文，阐发真义，说理条畅，并有所发挥。注释简明扼要，注文前后相参，观点独特，特别是不杂引诸注，而独抒己见，更难能可贵。有助于读者对经文的整体认识，对于学习《难经》有较高的参考价值。

然智者千虑，也难免有失于偏颇之处，由于徐氏认为《难经》续传于《内经》，把"《难经》之必不可违乎《内经》"的信条绝对化，因而对于"有不合《内经》之旨者，援引经文以驳正之"，造成失当之举。如援引《内经》论述，驳《难经》左肾右命门、三焦无形之说，便是如此，显得过分机械教条。

5.《难经疏证》 日本丹波元胤著，共 2 卷。丹波元胤（1789—1827 年），日本东都人，为汉方医学名家之一，著有《中国医籍考》一书，其中对《难经》的作者、注本、注者作过考证。《难经疏证》撰注于 1819 年，系作者采集《难经》历代诸注，参考多种医学古籍注释而成，丹波氏针对历代学者注释《难经》，各抒己见，众说纷纭，常使读者无所适从的情况，以自己高深的汉学造诣和广博精湛的医理，对《难经》一书的诸家注解，去粗取精，删繁叙简，最后附加按语，遇有不足或存有异议时，提出自己的见解，训疑释义，颇有见地，故名之为《难经疏证》。

该书首列"难经解题"一篇，录入其父丹波元简之说，并征引各家学说结合个人见解补其义理，还对《难经》名义、沿革及分篇、注家进行了讨论；其后即原文疏证，参考《难经集注》《难经本义》《难经经释》等书，按吴澄法将八十一难分六篇注释，书中所选注家有吕广、杨玄操、虞庶、滑寿、丁德用、王惟一、徐大椿、纪天锡等。所写按语补足了注文之不足，并在一定程度上考订了《难经》的原文。作者采用汉学家训诂法疏证经文，在字、义、理各方面，提出了相当宝贵的佐证，如八难肾间动气之辨，十四难元气考证等，甚为精彩，足以启发后学，对于学习和深入研究《难经》有较大参考价值。

6.《古本难经阐注》 清代丁锦注，2 卷。丁锦，字履中，号适庐老人，江苏云间（今上海市松江区）人，生平事迹未详。

该书撰于乾隆元年（1736 年），刊于乾隆二年（1738 年）。丁氏认为《难经》"古之三难误列十八难，古之十二难误列七十五难，共误三十余条。而式亦不类于坊本，其问词升一字，经也；其对词降一字，引经以释经也。以今本对校，心目之间，恍若有见。由是而推其论脉、论病、论治，莫不曲畅旁通。此诚济世之津梁，医林之至宝"（《古本难经阐注·自序》）。乃以今本对勘之，凡互异之三十余条悉依古本厘正；又参考滑寿等十七家之说，加以注释评述，以骥本义复显，并对某些病证提出方治意见。该书注语简明扼要，文辞流畅，通俗易懂，简捷明了，对于初学者尤为便利。

7.《难经正义》 清代叶霖撰，6 卷。叶霖，字子雨。江苏扬州人。著有《脉说》《难经正义》《伏气解》等书，并参订《脉诀乳海》《伤暑全书》等书。

该书注于光绪二十一年（1895 年），其时西医学已流入中国，故所诠释脏腑部分，杂采西说引证，开创中西医结合研究《难经》之先河。该书以《内经》释《难经》，并"谨考经文，寻其意旨，旁采群籍，资为佐证，质以诸贤之笺释，以正其义"（《难经正义·自序》），探赜索隐，辨论精切，考证详审，分析全面，说理透彻，发前人之所未发，明前人之所未明，是研究和学习《难经》不可多得的善本之一。

8.《难经汇注笺正》　民国张寿颐著。张寿颐（1873—1934 年），字山雷，今江苏嘉定人，近代医学家，因开办中医学校，缺《难经》教材，遂编著此书。

该书撰注于 1923 年，分上、中、下三卷，原文之下列"汇注"，汇集各家言论；次列"考异"，勘误校订，考证异同；再次列"笺正"，抒发己见，阐发真义。该书注文以滑寿《难经本义》及徐大椿《难经经释》为主，汇集各家注释之精要，并结合自己的见解而进行疏证，间或引现代医学加以印证，颇能阐发真义。张氏遇经文不可通者，决不穿凿附会，而能直抒己见，所持理论与本经歧异，必欲确合生理病理为正鹄，以求临证时有功效，所以论中多有新义。但是，由于作者生活的年代正值 20 世纪初期，当时中西医汇通学派极有影响，因此，张氏书中也不乏"非其所不当非"之处。其以西医的解剖学、生理学方面的知识，来否定中医的藏象学说、经络理论，在今日看来，十分简单、机械，显然为其不足之处。

9.《难经会通》　民国黄竹斋著，全书不分卷。黄竹斋，陕西长安人。该书撰于 1945 年，石印于 1948 年。

该书对每难的经文，整节进行完整注解，流畅诠释，博采众家之长而融会贯通之，故名《难经会通》。本书博采诸家之精要，附入己见，文辞质朴，见解独特，言语精炼。注文流畅条达，易于阅读。黄氏对《难经》作者及注家考证颇详，在进行"秦越人事迹考据"时，引征的书证达 42 种之多，考据扁鹊墓在陕西就有城固、临潼两处。《难经注家考》对吕广以后的 48 家予以考辨，其中最详者有 10 余家，是研究《难经》的诸注本中不可多得的一本《难经》参考书。

10.《难经校注》　该书是上海中医药大学凌耀星教授奉国家中医药管理局之命主编的校注本。校勘底本为《王翰林集注黄帝八十一难经》庆安五年日本武村市兵卫本，主校本、参校本、旁校本等十四种。全书不分卷，按《难经》原文八十一难次序编排，首列目录，以备检索。每难内容均按照"提要""原文""校注""按语"的顺序，对《难经》的每一难勾玄旨要、校勘讹误、训释词义，并联系临床实际，论述医理，探隐发微，解析疑难。末附"校注后记"及"附录"部分。

此书的校注后记，探讨了《难经》的成书年代与作者，钩玄《难经》一书的主要内容，论述其学术思想及主要成就，缕述其历代注本的版本源流及流传情况，简述本书的整理研究经过。附录部分，一为序文，除《难经集注》杨玄操序按底本体例列于本书书首外，选录《难经》各家注释本序文三篇；二为历代《难经》书目，收载历代以来《难经》注本 136 种。存亡兼收，包括日本医家所注汉文本。

该书博采群籍，考证颇详，校勘严谨，注文精炼，按语简明扼要，通俗易懂，代表了当代《难经》研究的水平，具有较高的学术价值。

六、《难经》的学术贡献

《难经》被尊为中医学经典著作，《内》《难》并称，也是学习中医的必读之书。一般认为，《难经》是以阐明《内经》以及先秦时代的医籍为要旨，在继承前贤医学成就的基础上，对中医学的发展也多有创见，巩固了《内经》创建的医学理论体系。清代医家徐大椿在《医学源流论·难经论》中说："是书之旨，盖欲推本经旨，发挥至道，剖晰疑义，垂示后学，真读《内经》之津梁也。""内中有自出机杼，发挥妙道，未尝见于《内经》，而实能显《内经》之奥义，补《内经》之所未发。此盖别有师承，足与《内经》并垂千古。"《难经》全书贯穿了一些重要而独特的学术观点，特别是在脉学、命门学说、元气理论、三焦理论、奇经八脉、腧穴学、解剖学及针刺方法等各个方面颇有创新，推动了中医学理论的发展。

在脉学方面，首创独取寸口及寸关尺、浮中沉三部九候的切脉方法，发明了阴阳脉法、元气脉诊，突出脉证合参，为我国脉学的发展，拓宽了切脉诊法的道路。直到今日，寸口切脉法仍然是中医学诊病的重要手段之一，成为中医临床诊病的特色之一。《难经》"独取寸口脉诊法"问世之后，《内经》的"三部九候遍诊法"便失去实用价值，在实际应用中几乎被淘汰。在藏象方面，《难经》提出命门学说，首次将"元气"概念引入医学领域，首次提出三焦有名而无形，从此引发了对三焦"形名"之争。《难经》关于命门、元气、三焦的理论是相互贯通的，以元气为根本，命门为所系，三焦为别使，将元气输布于全身的生理病理理论模式，建立了"肾（命门）–元气–三焦"为轴心的整体生命观。在经络针灸发面，在《内经》十二经脉理论的基础上，首次补充奇经八脉的概念，提出了八会穴理论，充实完善了经络学说，丰富了五输穴理论，创新针刺补泻手法。《难经》重视五行学说和天人相应的观点，对后世中医学发展有深远影响。所以说《难经》有独特的理论体系，贯穿于全书始终，体现在生理、病理、疾病的诊断和治疗等诸多方面。现就《难经》的学术贡献分述于下。

1. 充实寸口脉法理论，建立寸口诊脉方法　在《内经》脉学成就的基础上，《难经》从一难至二十一难，论述了脉学的基本理论、基本技能及其实践意义，充实了寸口脉法理论，建立了寸口诊脉的方法。《内经》虽有"气口独为五脏主"说法，但并非独取寸口诊脉。就诊脉部位而言，《内经》时期有三部九候的全身遍诊法、人迎寸口二部对比诊法、独取寸口诊脉法等，但实际上是以全身遍诊法为主。《难经》是真正意义上的寸口诊脉法的先驱，故欧阳玄的《难经汇考》曰："切于手之寸口，其法自秦越人始，盖为医者之祖也。"

（1）阐述切脉独取寸口的原理：《难经》在开篇就提出十二经脉皆有动脉，寸口为脉之大要会、五脏六腑之所终始。寸口部位归属于手太阴肺经，能够反映肺手太阴经脉气血津液的盛衰，是手太阴肺脉气血盛衰变化最为敏感的部位。寸口是十二经脉气血会聚之处，是五脏六腑精气血津液循行的起始点和终结处，所以通过诊察寸口脉象搏动的变化，可以测知五脏六腑气血的盛衰，进而分析脏腑功能的强弱、判断疾病的寒热虚实和预后吉凶。正如《难经集注》吕广所注："太阴者，肺之脉也。肺为诸脏上盖，主通阴阳。故十二经皆会手太阴寸口。所以决吉凶者，十二经有病，皆见寸口，知其何经之动，浮沉滑涩，春秋逆顺，知其死生也。"

（2）明确寸口脉寸关尺三部的划分：《内经》《难经》虽都有"三部九候"诊脉方法，但是《内经》切脉的三部，是指头、手、足三部，天、地、人三候而言，诊脉部位为九个部位，"三部九候"其实质是全身遍诊法。《难经》在此基础上提出创新，"三部"指寸、关、尺三部，"九候"指每部各有浮、中、沉三候，具体以关为界分尺寸，关前为寸，关后为尺；关前寸是从关至鱼际同身寸法为一寸长，关后尺是从关至尺泽同身寸法为一尺长，这是尺寸命名的最初含义。从这一尺一寸长中，分寸为尺，分尺为寸，即诊脉时从尺中取一寸，从寸中取九分，诊脉部位是一寸九分。并且确定寸、关、尺三部的阴阳属性和意义，关前寸属阳，关后尺属阴。寸、关、尺三部分别主人体的上、中、下各部位的疾病。《难经》对于寸、关、尺三部的明确划分，为寸口脉法的应用奠定了基础，并成为中医临床诊断疾病不可或缺的诊脉方法。

（3）确定寸关尺与脏腑经络的配属关系：《难经》中寸、关、尺三部与脏腑经脉的配属关系，是以五行理论为指导，按"皆五行子母更相生养"的顺序，左右循环。手太阴肺为华盖，居诸脏之上，其气行于右，故配右手寸部；手阳明大肠与其相表里，随肺配于右手寸部。足少阴肾属于下焦，五行属水，"水流下行而不能上"，金能生水，阴阳循环而生，故配于左手尺部；足太阳膀胱与其相表里，故随之配属左尺部。足厥阴肝属木，其气行于左，赖肾水滋生，故配于左手关部；少阳胆腑与其相表里，也随之配于左手关部。手少阴心属火，为君火，生于木，"火炎上行而不能下"，故配于左寸部；手太阳小肠与其相表里也配于左寸。手厥阴心包、手少阳三焦为相火，君上臣下，配于右尺。足太阴脾与足阳明胃属土，治中央，火生土，由相火代君火行令而生，故属于右关部。《难经》依据脏腑的五行属性，按照五行更替相生次序配置于寸、关、尺三部，创造性地提出将寸口脉与脏腑经络相配属，"脉有三部，部有四经"，作为诊断脏腑经脉疾病的依据。

（4）浮中沉定九候，菽法权轻重：《难经》明确指出切按脉搏时指力的轻重是具体的量化标准，"九候者，浮中沉也"（十八难），"浮、中、沉"是针对诊脉时医生运用切脉指力轻重的规定，并且提出以菽豆多少量化指力的大小。浮取，即轻指力切按脉搏，量化为"初持脉如三菽之重，与皮毛相得者，肺部也"；沉取，即重指力切按，量化为"按之至骨是肾部，与骨髓相得者"；在施行诊脉时，提出以"按"作沉取，"举"作浮取。通过体察不同层次的脉象，判断相应脏腑的功能状态，这就是后世"举、按、寻"脉诊方法的依据。中取，即后世之所谓"寻"，有找寻之义，《难经》中量化为"六菽，或九菽，或十二菽"。自《难经》始，切脉时运用指力的轻重才有章可循。

（5）突出阴阳理论在脉诊中的应用：《难经》论脉的一大特点是以阴阳为纲，其最早将阴阳学说引入寸口脉法中来，以脉位尺寸分阴阳，脉位浮沉分阴阳，脉象特征分阴阳，四时更迭分阴阳，对后世脉法影响较大。

《难经》以脉位尺寸分阴阳，以关为界，上为阳，下为阴。关上为寸，属阳；关下为尺，属阴，如二难曰："从关至鱼际是寸口内，阳之所治也""从关至尺是尺内，阴之所治也。"寸部在关上属阳，尺部在关下属阴。以奇偶之数划分，奇数为阳，偶数为阴，寸部取九分，属阳；尺部取一寸（即十分），属阴。寸脉属阳者，反映"阳"的生理病理变化；尺脉属阴者，反映"阴"的生理病理变化。明确了寸部脉属性为阳，尺部脉属性为阴。

《难经》以脉位浮沉辨别阴阳，四难指出："呼出心与肺，吸入肾与肝。"人体呼气自内而出，由下达上，出于上焦阳分，心肺主之，故脉搏由内至外，浮者属阳，以候心肺；吸气自外而入，由上达下，纳于下焦阴分，肝肾主之，故脉搏由外至内，沉者属阴，以候肝肾。后世舍脉而专论呼吸，提出"肺主呼气，肾主纳气"的理论，丰富了中医呼吸生理学内容。以脉象特征分阴阳，据此可概括其他脉象，即浮、沉、长、短、滑、涩等皆可分阴阳，四难云："浮者，阳也；滑者，阳也；长者，阳也；沉者，阴也；短者，阴也；涩者，阴也。"以四时更迭分阴阳，七难、十五难根据四时阴阳的消长盛衰变化辨别脉之阴阳属性，春夏之脉象为阳，秋冬之脉象为阴。四时阴阳脉象特点为"春脉弦、夏脉钩、秋脉毛、冬脉石"。

将阴阳学说应用于脉的不同层次、所主五脏、脉象变化等多个方面，脉象阴阳的划分不但可以执简驭繁地把握脉象变化，而且能够诊察疾病的病性、病位，推测其预后吉凶。

总之，《难经》确定了"独取寸口"的诊脉方法，系统论述了寸口脉法的诊病原理、脏腑配属、阴阳属性，以及辨脉审证的原则和方法，简便易行而有效，沿用至今，使寸口诊脉成为中医诊病的突出特色和后世脉学研究的基本范式，是中医诊断学上的伟大创举。

2. 丰富内脏解剖，发挥命门，创说元气，拓展三焦理论 丰富内脏解剖，创说元气，发挥命门，开拓三焦理论，是《难经》在藏象方面最有原创性的学术成就，其发《内经》之未发，创建了中医先天生命系统理论，并用于辨析重大危急病证的病机，指导诊断、治疗与养生防病。

（1）丰富内脏解剖：《内经》首先提出了"解剖"概念，并率先进行人体的大体解剖。《难经》对于解剖学记载，较之《内经》更为系统和精细，将中医的解剖学提高到一个新的水平，在世界医学史上占有一席之地。《难经》补充了五脏的解剖，记载了肝、心、脾、肺、肾的局部解剖资料，明确了肝肺是分叶性器官；首次记载了胰脏"散膏半斤"，并把它归之于脾；发现肾有左右两枚；对各脏的颜色、重量、体积、容积均有详细记录；《难经》指出肝与胆的解剖关系及胆的形态结构；明确了膀胱是"盛溺"的器官及其容积大小；对肝、肺进行比较和浮力观察；对七冲门进行大体解剖并有详细记录。关于"七冲门"，在《内经》中无专论，实属《难经》之发明。结合对其生理功能的认识而命名的，如会厌、贲门、幽门等，仍为现代解剖学所沿用。说明《难经》时期古医家对消化道解剖、生理的认识，是相当深刻的，与现代解剖学基本近似。

《难经》对内脏的解剖学观察和测量，以及对人体内脏解剖所做的补充和发展，丰富了《内经》对人体结构的认识，对后世解剖学的发展产生了较大影响，奠定了中医藏象学说的形态学基础。

（2）创立内脏命门说：内脏命门学说的创立是《难经》的又一学术贡献。"命门"一词首见于《内经》，是从诊断学的角度提出的，指人的双目。《灵枢·根结》说："命门者，目也。"因为人的双目是五脏六腑精气凝聚之处，《灵枢·大惑论》："五脏六腑之精气，皆上注于目而为之睛。"临床实践中常从目光判断其"神之有无"和"病之预后吉凶"，犹如窥测其生命活动状况的窗口、门户。《难经》把命门与五脏放在同一层次，赋予了命门全新的藏象意义上的内涵。《难经》认为"肾两者，非皆肾也，其左者为肾，右者为命门"（三十六难），二者之气相通。命门，生命之门，是生命的关键。三十六难认为："命门者，诸精神之所舍，原气之所系也。男子以藏精，女子以系胞。"明确指出了命门具有舍精、藏神、系元气的作用，与三十四难所论"肾藏精与志"的作用基本一致。所以说人体生命活动的重要物质精、气、神三者均与命门相关，自此创立了命门学说。后经王叔和、滑寿、赵献可、张介宾、孙一奎等人在《难经》所论"命门"理论上的继承发扬，形成了系统的命门学说，成为一个独立的学术理论，丰富和发展了中医藏象学说的内容。

（3）首倡元气理论：元气，即原气，未见载于《内经》。《难经》最早将"元气"引入医学领域，有关元气生理功能的论述，主要体现在八难、十四难、六十六难。《难经》认为，元气就是"肾间动气"，是禀受于父母的先天之精所化，维系于命门，是肾与命门紧密联系的中介，是关系生命存亡的本元之气，有则生，无则死。元气之在于人身，是激发脏腑活动的原动力，是生命充满活力的基础；元气是五脏六腑之本，十二经脉之根，是三焦气化活动的源泉，纳气归原，是呼吸功能的关键；它又是人体抗御邪气的功能主宰，故称为"守邪之神"。

元气发于先天，又必须得到后天的不断补充；生于命门，借三焦布达周身，其气之强弱诊于尺部。《难经》认为，元气产生以后，在维系生命活动中，既要不断地消耗，又需不断地补充，这一生生化化的过程均依赖三焦的气化活动，并经三焦而输布于全身各组织器官，所以称三焦为元气之"别使"。正如三十一难所说："三焦者，水谷之道路，气之所终始也。"六十六难也说："三焦者，原气之别使，主通行三气，经历于五脏六腑。"

《难经》提出了两种元气脉诊方法。其一，候诊于尺部，即把两手尺脉作为诊察脉之有根、无根的关键，脉之根本也就是生命之根本，有根之脉，虽病易愈，主吉；脉之无根，其病难疗，主凶。这即是《难经》以尺候肾、候元气、候命门的意义所在。如十四难之"上部有脉，下部无脉……死……所以然者，譬如树之有根""脉有根本，人有元气"。其二，诊于沉候。五难曰："按之至骨，举指来疾者，肾部也。"沉取所得的脉体气象即可诊查肾中元气，沉取有力者为有根之脉，说明其元气充足。故清代李延昰《脉诀汇辨》总结到"根脉"的判断有二：一为尺脉，二为沉候。后世也有"尺以候肾""沉取候肾"的说法。追溯其源，皆宗于此。这就是后世诊脉重尺部，"脉贵有根"的理论依据。

（4）拓展三焦理论：对于三焦的文献记载，始于《内经》，其将三焦作为六腑之一，但未论及其脏器形态与部位。《难经》创见性地提出了三焦没有独立的、特定的形态结构，与胆、胃、大肠、小肠、膀胱五者不同，但充分肯定了三焦的功能。所以在三十八难中明确指出，三焦"有名而无形"，是"外腑也"。对于三焦运行水液的生理功能和三焦通行元气说，则为《难经》所首创。如三十一难说："三焦者，水谷之道路，气之所终始也。"三十八难说："谓三焦也，有原气之别（使）焉，主持诸气。"即言三焦不但是人体气机和气化的场所，而且是引导元气输布于全身的通道。《难经》的"有名无形"三焦说，引发了两千多年的三焦形名之争，促进了三焦理论的发展，丰富了藏象理论的内容。

《难经》关于命门、元气、三焦的理论相互联系。命门者，是元气产生的场所，乃先天之本元；元气是先天本元之气，推动激发脏腑组织的功能，维持人体的基本生命活动；元气通过三焦布达于全身，发挥其生理效应，调控机体的内外平衡。总之，以"命门－元气－三焦"为轴心的整体生命观发《内经》之所未发，是《难经》所独树一帜的学术思想。

3. 发展奇经、腧穴理论，创新针刺补泻方法　《难经》在经络、腧穴，以及针刺方法方面有较深入的研究，既有经络、奇经八脉，以及腧穴、刺法等理论问题的探讨与发挥，又有通过经脉对藏象病机和临床应用的阐述和创新，促进了经络、腧穴、刺法理论的发展。

（1）发展奇经八脉理论：《内经》虽然有冲、任、督、带、维、跷八脉的记载，但论之不详，也缺乏对八脉的全面论述，未能形成系统的理论。《难经》首提"奇经八脉"概念，系统论述了奇经八脉的起止循行与生理病理，完善了奇经八脉理论，使奇经八脉自成体系，这是对奇经理论的学术创新，对经络学说做出了重大贡献。在明确了奇经八脉有别于十二正经的基础上，《难经》运用类比思维详细地论述了奇经八脉的主要功能及其与十二经脉的关系。以自然之沟渠和湖泽，类比人体之正经和奇经。认为此八脉犹如湖海，对十二经脉的气血有贮蓄和调节作用，因而有别于十二正经，并首次以"奇经"名之。二十八难指出："奇经八脉者，既不拘于十二经……比于圣人图设沟渠，沟渠满溢，流于深湖……而人脉隆盛，入于八脉，而不环周，故十二经亦不能拘之。其受邪气，畜则肿热，砭射之也。"《难经》首次提出奇经之名，且其对奇经生理功能的论述，在中医学经络理论的学术发展史上具有原创性的贡献。李时珍在《奇经八脉考》中对此内容评价说："正经犹夫沟渠，奇经犹夫湖泽，正经之脉隆盛，则溢于奇经，故秦越人比之天雨降下，沟渠溢满，霶霈妄行，流于湖泽。此发《灵》《素》未发之秘者也。"

（2）发挥腧穴理论：《难经》主要论述了具有特殊作用的特定穴位，如五输穴、原穴、八会穴、俞募穴，对十五络穴也有专门论述。

其一，发挥五输穴理论。五输穴首见于《灵枢·本输》，但仅言五输穴的命名含义，《难经》在此基础上，根据阴阳刚柔相济、五行生克制化的原理，确定了五输穴的阴阳属性和五行属性，提出阴经井穴属木，阳经井穴属金，阐述了五输穴的运用原则，创立了"补母泻子""泻南补北"等配穴方法，为临床运用五输配穴方法治疗脏腑疾病奠定了理论基础，发展了五输穴理论，对后世产生了极大影响。

其二，深化原穴理论。原穴是脏腑元气所留止之处。由于《内经》无"原气"之名，所以只有具有原穴含义的"原"字，以及原穴的名称，但对于为何命名为"原穴"，《内经》中并未交代，《难经》则予以说明，这是《难经》的贡献。六十六难说："三焦所行之俞为原者，何也？然：齐下肾间动气者，人之生命也，十二经之根本也，故名曰原。三焦者，原气之别使也……五脏六腑之有病者，皆取其原也。"指出三焦所通行的元气经三焦的转输，通达全身，历经五脏六腑，汇聚于十二经的原穴。元气是生命的根本，是维持或激发、推动脏腑经脉活动的动力源泉。因此，针刺原穴就能通调三焦元气，调整脏腑经脉的功能活动。从而拓展了《灵枢·九针十二原》提出的"五脏有疾，当取十二原"的应用范围。

其三，首提八会穴。八会穴是指人体中脏、腑、气、血、筋、脉、骨、髓八者精气会聚的八个穴位，在《内经》中没有记载，系《难经》首次提出并加以命名，八会穴与其相对应的脏、腑、气、血、筋、脉、骨、髓间的关系密切，是治疗此八方面病证的首选常用穴。

其四，深析俞募穴的治疗机制。《内经》提出了背腧穴的名称、部位、主治功效，以及募穴的主治功效，并没有涉及取俞募的机制。六十七难概括地阐明了俞募穴的治病原理，提出："阴病行阳，阳病行阴，故令募在阴，俞在阳。"认为内脏、阴经有病时，病气常会出行于阳分的背俞穴，所以针刺背俞穴，从阳引阴；体表或阳经有病时，病气常出行于阴分的募穴，所以针刺募穴，从阴引阳。人是一个有机整体，阴经、阳经经脉之气相通，通过针刺引导经气以达到调节气血，平衡阴阳的目的。

（3）创新针刺补泻方法：对于针刺方法，《难经》在《灵枢·九针十二原》的基础上，一方面强调针刺时的双手配合，要求施针者在"当刺之时，必先以左手厌按所针荥俞之处，弹而努之，爪而下之，其气之来，如动脉之状，顺针而刺之"（七十八难），强调施针时的左右手配合，也有利于针刺补泻手法的实施，从而获得最佳的治疗效果。同时创新针刺手法，提出"从卫取气，从荥置气""推而内之，动而伸之""随其逆顺，迎随而取之"针刺补泻操作方法，并阐述了其补泻的原理。创立了"虚者补其母，实者泻其子""泻南补北""刺井泻荥"的穴位配伍原则，以达到补虚泻实、调节阴阳的目的，对后世针灸学的发展产生了重要影响。如六十九难所提出的"虚者补其母，实者泻其子"的母子补泻法，不但对后世针刺治疗方法产生了深远影响，而且将其拓展到临床处方用药，如临证中的滋水涵木法、培土生金法、益火补土法、金水相生法等均是在这一思想影响下发展而成的。七十五难所提出的"东方实，西方虚，泻南方，补北方"的"泻南补北"的配穴原则，以泻心火、补肾水的方法治疗肝实肺虚证，为临床治疗运用五行学说作了示范，后世将其发展为"损有余，泻不足"，并由此拓展为五行相克理论指导下的"抑强扶弱"原则，如扶土抑木法、培土制水法、佐金平木法等，均是在这一思想启迪下衍生出的治疗方法。

总之，《难经》是继《内经》之后，又一部对中医学发展影响深远的奠基之作。其学术贡献除上述列举的几个方面之外，还有如病证学及病传规律等，均具有较高的学术价值，应当予以重视和研究。

七、《难经》的学习及其方法

在科学技术飞速发展，知识和技术更新换代速度越来越快的今天，为什么还要学习成书于东汉之前的《难经》，怎样学习《难经》？这是我们在学习《难经》之前必须首先解决的问题。

1. 学习《难经》的意义　《难经》作为中医学重要的经典著作之一，蕴含着丰富的医学学术思想和临床经验，对中医学理论体系的形成和发展产生了深远而重要的影响，是中医理论体系不可或缺的组成部分，学习《难经》，具有以下几个方面的意义。

（1）深刻理解中医理论，促进中医学术发展：中医学理论体系的基本概念、基本规律、基本原理、基本原则和方法，是20世纪中叶学者们在《内经》《难经》理论的基础上，结合后世医家的研究成果，梳理、规范而形成的，它对中医理论的规范、传承、普及发挥了重要作用。《难经》和《内经》一样都是学习和研究中医学的必读之书，但长期以来，却存在着重《内经》、轻《难经》的情况，使得在中医学理论的规范化、标准化过程中，《难经》原有的一些观点、知识被遮蔽、淘汰或异化，以致有学者认为中医学基础理论就是对《内经》医学理论研究成果的总结，从而弱化了对《难经》的研读。加之《难经》本身非一时一人之作，而是众多医家经验的结晶，存在着不同的学术观点，后世医家基于不同的文化背景与医疗实践在研读《难经》时，又有不同的诠释，导致后学者对《难经》医学观点的理解不够深刻，甚至有些偏离了《难经》经旨。

例如，《难经》四难所言之"呼出心与肺，吸入肝与肾"语，历代医家有两种不同的解释。其一，认为此处所论指五脏与呼吸运动的关系。如《难经集注》"吕曰：'心肺在膈上，脏中之阳，故呼其气出；肝肾在膈下，脏中之阴，故吸其气入。'"据此，《中医基础理论》等统编教材则直接将其作为"肾主纳气"功能的依据，长期以来主导着人们对此语的理解。其二，认为指诊脉时指力的轻重，即浮取、沉取的诊脉方法。如清代丁锦所著《古今难经阐注》云："此章言脉之阴阳，虽在于尺寸，然阴阳之气又在于浮沉，如心肺居上，阳也，呼出必由之；肾肝居下，阴也，吸入必归之……故诊脉之法，浮取心肺之阳，沉取肾肝之阴。"南京中医学院（现南京中医药大学）编著的《难经译释》云："呼出与心和肺有关，吸入与肝和肾有关。"并指出本难所言阴阳是指浮沉为主，浮主心肺，沉主肝肾。郭霭春《八十一难经集解》引任锡庚之注也持此说，曰："此节以呼吸为法，以候脉之阴阳，非脏之主体……以呼为阳，候心肺脏中之阳；以吸为阴，候肝肾脏中之阴。"细细品味四难原文，是强调脉息与气息密切相关，脉气随呼吸气息的出入而上浮下沉。心肺居上属阳，主气之宣发呼出；肝肾居下属阴，主气之吸入下降。由于脉气随着由心肺主持的呼气过程而上浮，又随着由肝肾主持的吸气过程而下沉，故浮取可候心与肺，沉取可候肝与肾。且原文还结合心肺肝肾的生理特点对心肺肝肾的脉象进行了区别，明确指出："心肺俱浮""浮大而散者，心也；浮短而濇者，肺也"；"肝肾俱沉""牢长者，肝也；按之濡，举指来实者，肾也"。显然，第二种解释符合《难经》本义，这也就是新世纪《中医基础理论》教材为何未再将此句作为"肾主纳气"依据的理由。

又如，藏象理论体系的建构，有其发生演变的过程和规律，但现代中医理论重在阐述这一理论是什么，很少介绍其所以然的问题。藏象理论中关于内脏解剖的认识主要见于《难经》，《难经》关于内脏形态结构的观察和测量，以及对七冲门的认识等，不但奠定了藏象理论的形态学基础，而且为世界医学的发展做出了重要贡献。但在藏象理论中重点阐述的是各脏的功能，要深入理解古代的解剖学内容和藏象学说的构建及特点，必须学习《难经》。藏象理论中的元气、命门、三焦，在《难经》中得到了创建与发展，《难经》创说了元气，发明了命门，开拓了三焦理论，丰富了藏象理论，但现代中医理论只是将元气、命门、三焦分别作为独立的问题在藏象理论中进行了讨论，并没有将三者做系统联系和分析而纳入理论体系之中，只有通过学习《难经》，才能深刻理解三者之间的有机联系，以及《难经》中以"命门－元气－三焦"为轴心的整体生命观的精髓，并进一步指导医疗实践。

纵观中医学术发展的历史，历代名医贤者，大凡成为中医大家者，无一不熟读《难经》等中医经典著作，并通过临床实践灵活运用而有新的建树和发明，或续先贤之绪余，创立新说；或发皇古义，融会新知，推动中医学术的发展。如，寸口诊法作为中医独具特色的诊病方法，其学术固然发端于《内经》，但与《难经》的关系更为密切，受其影响更大，后世的诊脉方法和主流脉学理论，都直接引自《难经》。张仲景的《伤寒杂病论》开临床辨证论治之先河，其《辨脉法》《平脉法》二篇，是传承、发挥《难经》脉法的最早篇章。晋代王叔和以《难经》脉学为基础，结合《内经》《伤寒杂病论》的有关内容论脉学基本理论，著成中医学第一部脉学专著《脉经》，其所载《难经》内容，全是直接引用而不标明出处，与引自《内经》《伤寒杂病论》而注明出处者尚有不同，可见其在脉学源流上对《难经》学术的直接继承和发展。

又如命门一词，《难经》赋予其内脏的含义，并将命门作为独重之脏，提出"左肾右命门"说（三十六难），认为命门为"诸神精之所舍，原气之所系也。男子以藏精，女子以系胞"（三十六难），"其气与肾通"（三十九难），后世医家在其基础上做了深入的探讨。宋代陈言《三因极一病证方论》、严用和《济生方》赞同《难经》左肾右命门之说；金元医家刘完素、张元素、朱震亨等提出和讨论命门相火问题；明代虞抟明确提出"两肾总号为命门"说，张介宾提出"命门为产门、精关"说，进一步阐述命门之功能，认为："命门为元气之根，为水火之宅。五脏之阴气，非此不能滋；五脏之阳气，非此不能发"（《景岳全书·传忠录》），为肾阴、肾阳理论的形成奠定了基础。赵献可则提出"命门在两肾之间"说，认为命门的功能，主要是真火的作用，主持人体一身之阳气。孙一奎提出"命门为肾间动气"说，认为这种动气，是脏腑之根本，生命之源，并不限于火。均认为命门为人身之本，与肾气相通，系相对独立之脏，从而形成了命门学说。

当代学者亦常常从《难经》中汲取智慧，开启思路，以丰富中医学术的内容。如凌耀星通过对《难经》"三焦者，水谷之道路，气之所终始也"（三十一难），"三焦者，原气之别使也"（六十六难），三焦"有名而无形"论（二十五难）等有关论述的深入研究，提出"三焦的两个系统"，即以肺、脾、肾为中心的三焦气化系统和以心、肝、肾为中心的三焦相火系统，提出以肺、脾、肾为中心的三焦气化系统是水谷精气津液的生化、布敷、调节，以及废料的排泄等整个代谢功能，其病则为湿浊、痰饮、水肿；以心、肝、肾为中心的三焦相火系统体现了生命的能源，根于命门，其病则为火热有余亢奋的阳性病变或阴虚血亏，多精神症状。烟建华从《难经》有关命门、元气、三焦论述的体悟中，提出"命元三焦系统"，认为《难经》揭示了以元气为核心的元气产生、输布、效应、诊察、调控人体规律，构建了以命门为中心，通过三焦输布元气，调控脏腑经络活动的生命本原系统，对认识人体生理、病理，指导临床诊断、治疗和养生保健，具有重要指导意义。

综上可见，通过《难经》的学习，不但可以深刻理解《难经》要旨，弥补现代中医理论的欠缺，丰富中医理论知识，而且有助于深刻理解中医理论的发生演变，不仅知其然，同时达到知其所以然的目的，由此提升中医理论的水平，促进学术创新，推动中医学术的发展。

（2）强化中医思维方法，提高中医综合素养：思维是人类有别于其他动物最本质，也是最显著的特征，是决定人类生存状态和发展走向的关键之一。大到一个民族、一个国家，小到一个学科、一门技术，乃至每一个人，其思维方式直接决定着其存在状态和发展。中医学的发生、存在、发展的内在规律，也正是由其自身固有的思维方式决定的，中医思维方法作为中医理论体系与临床活动的内在核心，对中医理论体系的建构、演变以及中医临床诊疗活动都具有深刻的影响，也是中医学区别于西医学的内在原因。只有准确把握和运用在中医固有的思维方式指导下的具体思维方法，才能正确地掌握和熟练的运用中医药理论和技术。中医理论建构与临床思维涉及的思维方法很多，诸如类比思维、整体思维、经验思维、取象思维、逻辑思维、辨证思维、直觉与灵感等，但这些思维方法在中医学科体系中没有独立的地位，而是大量的蕴含在中医经典之中，因此，人们常常将读经典与感悟、悟道相联系。

读经典不仅仅限于读《内经》，《难经》作为研究和学习中医学的必读之书，也蕴含着丰富的中医思维方法，通过《难经》的学习同样可以体悟中医思维方法，达到强化中医思维的目的。如现行中医学理论教材中对命门、元气、三焦的生理功能与病理变化都有比较系统的阐述，但医家是通过什么方法来认识的，往往语焉不详。十四难言元气的生理功能时说"譬如人之有尺，树之有根，枝叶虽枯槁，根本将自生，脉有根本，人有元气"，从方法论的角度做出了明确的说明，即中医学对人体元气的认识，是借用树根作为类比推理的。其一方面将尺脉喻为树之根本，为后世诊脉重尺部"脉贵有根"提供了理论依据。另一方面概括元气为"五脏六腑之本，十二经脉之根，呼吸之门，三焦之原"（八难），指出命门之气在肾间"其气与肾通"（三十九难）。"肾间动气"指命门元气，肾间动气为十二经之根本，为三焦之原（八难），三焦主持诸气（三十八难），为原气之别使，主通行三气，经历于五脏六腑（六十六难）。即在类比思维的基础上，又以整体思维的方法，揭示了以元气为核心的"命元三焦系统"，构建了以"命门－元气－三焦"为轴心的整体生命观。又如四十一难中关于肝藏象的认识，是通过对树木的观察，类推及肝功能，四十一难曰："肝独有两叶，以何应也？然：肝者，东方木也，木者，春也。万物始生，其尚幼小，意无所亲，去太阴尚近，离太阳不远，犹有两心，故有两叶，亦应木叶也。"其以草木甲坼之初，萌生两叶等自然现象，比类肝有两叶，将肝分为左右两叶，作为与肝的功能具有同等地位的象来认识。春天由于木气主时而万物开始生发，强调肝左右分叶正是要强调肝气与春气相通，在此，肝气的运动才是肝功能活动的内在结构和机制，是"藏象"之"藏"。而肝的形态只不过是肝气运动中诸多表现形式中的一种，是"象"。再如藏象学说认为，心肺在五脏中具有特殊地位，心为君主之官的，肺为相傅之官，三十二难通过解剖观察，在了解了心肺居膈上的解剖位置之后，进而运用类比思维，以上位为尊，心主血、肺主气，营卫气血能荣养生身，来解读"心肺独在膈上"的问题，阐释了心肺在生命活动中的重要作用。

在《难经》和中医基础理论的学习中，读者们常常为不能运用中医思维很快进入中医之门而感到困惑。《难经》教给人们在中医创新、在中医临床实践遇到具体问题时，如何运用中医的思维方式和方法进行思考，如何通过思考正确地理解、准确地把握中医理论的精髓，在正确的中医思维方法引导下找寻出解决具体问题的办法和途径，从而促进中医药学科的发展，提高临床治疗效果。可见熟练掌握和运用中医的思维方法，就有了在中医学科领域中登堂入室的金钥匙。而思维及思维科学本身就是一种文化，任何一种文化都不能脱离思维而存在，正是不同的思维方式和方法，造就了五彩缤纷、色彩斑斓、绚丽夺目的各种各样的文化。中医药学科是我国优秀传统文化的结晶和重要组成部分，而植根于中国传统文化土壤的《难经》学术体系，是中国古代医药文化的奠基之作，既是古代医疗实践经验与哲学思想的有机结合，又蕴涵了丰富的古代天文、地理、历史、气象、农桑、算数，以及语言学、思维科学、人文精神等内容，其中所融合的众多学科知识均是以医药知识为载体予以表达的。尤其是与《难经》成书相近的两汉时期的文学、史学、哲学、思维科学的史料，更是与其有着密不可分的关系。因此，通过学习《难经》，无疑可以提高中医综合素养。

（3）启迪中医临床智慧，拓展临床辨治思路：中医学是经验特色鲜明的医学科学，中医学理论体系的形成，主要来自于临床实践经验以及日常生活经验的归纳总结。《难经》作为中医理论之渊薮，同时也是临床实践经验的结晶，并规范、指导着历代医家的临床实践活动，21世纪的今天，《难经》所记载的疾病诊治技术和方法不但仍然具有实用价值，而且可以不断地启迪人们的临床智慧，拓展中医临床辨治思路，其许多内容在临床实践中具有广阔的应用前景。

例如，《难经》率先提出了"奇经"之名，确立奇经概念，构建奇经系统结构，规范奇经八脉的生理功能，并对其起止、主要循行部位、病理病证及其相关治法作了扼要概括，建立了奇经理论体系，从而启迪了后世医家奇经研究和辨治的思路、途径和方法。后世医家不断深化对奇经理论的研究，探索其在临床应用上的原则和方法，发挥其要旨大义。如裘沛然通过对《难经》有关奇经理论的深入研究，指出奇经"不是一种作用很简单的脉，而是十二经脉中的某些性质相近的几条经脉的联合组织系统"，奇经八脉作为这个联合组织系统的核心，"担任着联系、调整和主宰这个组织的经脉的功能"，因此，"奇经的疾病包括各该系统中的几条经脉的合并疾患"。《难经》奇经理论所涉病候范围广泛，病证复杂，现代临床按奇经的生理基本特点与奇经所统帅、联络的特定经络脏腑群的病证特点，以及奇经八脉统属多经多脏的特点进行辨治，总结出了各个奇经的常见证候、治疗原则与方法、组方用药规律，以及针灸推拿治疗方法等。实践表明，运用《难经》奇经理论诊治临床病证，与常用的脏腑辨证、十二经辨证相比，具有显著的特色与优势。

总之，《难经》中丰富的医学哲学思想和思维方法，以及医学理论和诊疗思路，对于深刻理解中医理论，促进中医学术发展，强化中医思维方法，提高中医综合素养，启迪中医临床智慧，拓展临床辨治思路，具有十分重要的意义。

2. 学习《难经》的方法　《难经》文字虽较《内经》浅显易懂，但毕竟年代久远，古今文义悬隔，义理隐晦，且版本诸多，传抄刻漏，使原文更加难以理解，给今天的学习、研究带来了一定的困难。古人云："授人以鱼，只供一饭之需；教人以渔，则终身受用无穷。"因此，为了学好《难经》，特介绍以下可资借鉴的学习方法。

（1）利用工具书籍，读懂原文大义：此法可简称为说文解字法。领会《难经》医学学术思想的前提条件是读懂《难经》原文，而要读懂原文，就必须具备一定的古代汉语知识，善于借用工具书，还应熟悉《难经》文字的特点，以及古代与《难经》有关的校勘、训诂学著作等。例如，《难经》中一字多义、古今语义不同、一义多词现象很多。如一个"尺"字，二难"尺寸者，脉之大要会也"的"尺"字，与"寸"构成合成词，指寸口脉的寸、关、尺三部,非仅指尺脉和寸脉。"从关至尺是尺内,阴之所治也",前一个"尺"字,指肘横纹的尺泽穴;后一个"尺"字,指尺脉。"分寸为尺,分尺为寸",前一个"尺"字,指尺脉;后一个"尺"字,指一尺,即腕后高骨之关位至尺泽穴所在之肘横纹处为一尺。而十三难"五脏有五色,皆见于面,亦当与寸口、尺内相应"的"尺"字,指尺肤,即腕肘之间的皮肤,十三难下文"尺之皮肤"的"尺"字也是指此。又如"关"字,二难"从关至尺是尺内,阴之所治也"的"关"字,指界上门,即关隘,在掌后桡侧高骨下方,既是诊脉部位之一,也是寸脉与尺脉的分界。三难"脉有太过,有不及,有阴阳相乘,有覆有溢,有关有格"的"关"字,有关闭之义,与"格"指阴阳二气隔阻不通,互相排斥的病理状态反映于脉象方面的特点。"关之前者,阳之动也""关之后者,阴之动也"的"关"字,作关脉解。再如,七十六难"何谓补泻?当补之时,何所取气?当泻之时,何所置气?然:从卫取气;当泻之时,从荣置气"的"置"字,作释放、放散、弃置解,《广雅》:"置,舍也。"此有放散而泻之义。清代徐大椿的《难经经释》注曰:"言取何气以为补,而其所泻之气则置之何地也。"如果不借助工具书,辅之后世医家的诠释,很难理解其所表达的医学道理。

《难经》有一些修辞手法的使用,在学习时应加以关注。如,八十一难"经言无实实虚虚","实实虚虚"既有词语的连用,又有使动用法。"虚虚",指用泻法治疗虚证。前一"虚"字,用如动词,意为"使……虚",即用泻的方法进行治疗;后一"虚"字为名词,即虚证。"实实",指用补益的方法治疗实证,前一"实"字,用如动词,即用补益的方法治疗;后一"实"字为名词,即实证。每个时代的文字用语,均有其明显的时代特征,有其当时特殊的用意和含义,《难经》也不例外,如,五难所用的"菽"字,作"豆"解,但不用"豆",具有西汉以前的特征;"元气"一词,引入医学领域,当在西汉中晚期或东汉;《难经》中"盈"字用"益"避西汉惠帝刘盈之讳等。

总之,《难经》的语言现象较复杂,如果没有咬文嚼字,不用说文解字的方法,是难于读懂原文的,也就谈不上弄懂其医理。通过借助于工具书或训诂学著作,可帮助我们正确理解文理。常用的工具书如《说文解字》《辞源》《汉语大字典》《汉语大词典》《中医大辞典》《内经词典》等,比较好的与《难经》相关的校勘训诂,如宋代有王九思《难经集注》,主要校正音释。元代滑寿《难经本义》,校勘《难经》中错简衍文 19 条,多为理校。当代南京中医学院的《难经校释》,凌耀星的《难经校注》以及吴考槃的《难经正义》点校本等,都有详细的训校,亦可参考。

(2)借助古今诠释,理解医理要旨:此法简称为参注析义法,是在借助注家诠释,理解《难经》原文的基本含义之后,进一步分析原文的医学思想、医学观点及其临床指导意义的学习方法。

读通文理的目的,是为了掌握《难经》的医理,理解其学术思想,并用之以指导临床实践。而《难经》的注家及其注本,是古代医家研究《难经》的经验结晶,也是对《难经》学术思想的发展，在历代注家中不乏对《难经》研究有真知灼见者，这些可以作为后世学习研究《难经》的重要借鉴。如，七十八难"补泻之法，非必呼吸出内针也。知为针者，信其左；不知为针者，信其右"中的两个"信"字，作"任用"解，《广韵·震韵》："信，用也。"清代徐大椿《难经经释》注云："信其左，谓其法全在善用其左手，如下文所云是也。信其右，即上呼吸出内针也，持针以右手，故曰信其右。"又如七十难"春夏各致一阴，秋冬各致一阳"之"致"字，参《难经集注》虞庶注："经言春夏养阳，言取一阴之气以养于阳，虑成孤阳……秋冬养阴，言至阴用事，无阳气以养其阴，故取一阳之气以养于阴，免成孤阴也。"徐大椿则明确注曰："致，取也，谓用针以取其气也。"再参阅元代滑寿《难经本义》之注："春夏气温，必致一阴者，春夏养阳之义也。初下针，即沉之，至肾肝之部，俟其得气，乃引针而提之以至于心肺之分，所谓致一阴也。""秋冬气寒，必致一阳者，秋冬养阴之义也。初内针，浅而浮之当心肺之部，俟其得气，推针而内之，以达于肝肾之分，所谓致一阳也。"指春夏针刺时要将深层的阴气向表浅层引导，秋冬针刺时先浅刺，得气后再将针深刺，将阳分之气引导至阴分。可见，在学习《难经》原文时，首先要借助前代医家的诠释，通过对同一问题不同注家观点的比较分析，弄通其医理。

学习《难经》的重要目的是通过对原文深入细致地剖析，掌握领会、发挥《难经》的医学思想、医学观点及其指导价值。研读《难经》时，要注意《难经》与《内经》的联系，以及《难经》各篇相关内容的联系，并将《难经》与中医学各学说流派的观点相联系，才能充分领会《难经》的医学思想。如：元气、命门、三焦理论，以及寸口脉法、伤寒分类、五输五行配属等均为《难经》对《内经》理论的发展，是《难经》的重要创见，后世医家又在其基础上进行了发展与创新。又如，《难经》十分重视经脉的作用，除在二十三难至二十九难中集中论述经脉的起止循行、生理功能、病变所主病证等外，还在脉学、腧穴、针刺补泻等内容的阐述中有较多的涉猎，占到《难经》整个内容的一半以上，其很多重要的理论观点都是运用经脉理论来阐述的，如一难至二十一难以经脉为基础的脉学理论与方法，二十难、五十九难以脉象论癫狂病的发生机制，六十九难至八十一难以经脉为依据的泻南补北法等针刺补泻方法等。再如，七十五难曰："东方实，西方虚，泻南方，补北方。"提出了针刺治疗的泻南补北法，其与现代中医理论所说的泻南补北法不同。现代是根据五行相克规律确定的治疗方法，是泻心火补肾水以治疗心肾不交病证的方法，又称交通心肾法，适用于肾阴不足，心火偏旺，水火不济，心肾不交之证。而《难经》是运用"虚者补其母，实者泻其子"法则而制定的变通之法，适用于肝实肺虚证。其基本思路是：肝木实，理应泻其子心火；肺金虚，理当补其母脾土，但肝木正盛，肝木克土，虽每日补脾，终不能敌肝木正盛之势；虽土能生金，但金受火克，补脾仍显杯水车薪。所以不补土，不补金，而是泻南方补北方，泻南方乃泻肝之子以夺其肝气，使肝木无过，肺金不虚，使金生水，则肾水得补；补北方乃专补肾水，一则可制心火，二则可生肺金，抑心火，水足金旺，则金能平木。可见，《难经》的泻南补北法是多元思维方法运用于临床治疗之示范。

因此，在分析原文时，将《难经》各篇相关内容予以对比分析，综合归纳，一方面有助于相互印证经义，诠释经旨，另一方面，由于同一问题，不同的篇章从不同的角度予以阐述，故有必要将不同篇章的相关内容加以综合归纳，以系统全面地认识《难经》理论体系。这样，才能深刻理解和把握《难经》的要旨大义，并有所体悟和发挥，使《难经》的学术思想得以发扬光大。

（3）溯本探根求源，领会深刻内涵：中医理论体系的形成，是以长期的医疗实践与日常生活经验为基础，又有古代自然科学、社会科学的知识和方法的渗透，吸收了古代哲学、农业、天文、历法、地理、气象、物候、生物、数学、心理等众多学科的知识，其中，以哲学、天文、地理、气象、农业知识最为突出。可见，中医学是古代文明演化而汇集成的反映中华民族特质和风貌的民族文化，蕴涵着浓郁的中华民族传统文化气息，深刻地体现着中华民族的传统文明，是中华民族传统文化的重要组成部分。《难经》作为中医学的奠基之作，其学术体系必然映射出中国传统文化的光芒。学习《难经》，必须研究其学术思想的发生之源，形成之源，传统文化之本源，才能深刻地认识和把握其学术观点的深刻意涵。

如其中"数"的使用，既有表达数目、数量、序数等常规之义，如五难论切脉指力大小所用的数字三菽、六菽、九菽、十二菽，四十二难、四十三难有关人体解剖长度、重量、容量所用的丈、尺、寸、斤、两、铢、斗、升、合等数字，以及一难、二难……八十一难表达的序数等；也有其特殊的传统文化内涵，如9、10、25、50、81、100、13500等数字的使用。这些"数"是"河图""洛书"数理的具体应用。"河图""洛书"是中国传统文化的重要源头，《周易·系辞上》云："河出图，洛出书，圣人则之。""河图""洛书"是史前先哲认知天文历法等自然法则时所建构的符号模型，其以子午（南北）卯酉（东西）为纵横坐标，用"数"表达了太阳周年视运动以及由此发生的自然界阴阳之气消长变化和木、火、土、金、水五季气候周而复始的运行状态。在观测太阳活动的前提下，古人发明了十月太阳历、十二月太阳历、阴阳合历、北斗历法，同时也产生了十天干、十二地支、十二音律、二十八宿等知识，是中华民族"明天地之根、究万物之始"的文化源头。所以孔子也曾经发出"河不出图，（洛不出书）吾已矣夫"（《论语·子罕》）的感叹。

"洛书"之数的布阵模型为戴九履一，左三右七，四二为肩，六八为足，五居中央。这是在太阳背景下建立的以时间、空间、序列、节律为基本要素的科学模型，其用白点（实心圈）表示太阳所能直接照耀之处，属"阳"；黑点（空心圈）表示太阳不能直接照耀之处，为"阴"。"洛书"有1、2……8、9个基数，1、3、5、7、9为阳数，2、4、6、8为阴数，阳数之和为25，阴数之和为20，阴阳数之和45（《灵枢·九宫八风》）。

"河图"之数的布阵模型即后来的五行生成数，北方（天一生水，地六成之）：即一个白点在内，六个黑点在外，表示玄武星象，为水；东方（天三生木，地八成之）：三个白点在内，八个黑点在外，表示青龙星象，为木；南方（地二生火，天七成之）：二个黑点在内，七个白点在外，表示朱雀星象，为火；西方（地四生金，天九成之）：四个黑点在内，九个白点在外，表示白虎星象，为金；中央（天五生土，地十成之）：五个白点在内，十个黑点在外，表示时空奇点，为土。"河图"之数有10，10即0，表达进位，是所有数的基数，自此就有了十进位制的运算规则。1、3、5、7、9为阳数；2、4、6、8、10为阴数。阳数之和25，阴数之和30，阴阳数之和55。

"河图""洛书"用数的"奇偶"表达阴阳之气的属性（此为"阳道奇，阴道偶"发生的文化背景），数值表示阴阳之气多少的量值，其排列顺序能客观地反映一年不同时段、不同方位阴阳之气的盛衰变化，突出天文历法之理。这在《难经》理论构建之中都有体现，如《难经》共81难，恰为"洛书"数之基数9的倍数，即9×9。二难厘定寸关尺三部脉长一寸九分的位置作为诊脉部位，即关之前寸部九分和关之后尺部一寸，一寸九分，正是"洛书"之基数9和"河图"之基数10，古人以"河图""洛书"之数理演绎天地万物变化规律，故取意其能测知人体生理病理的变化规律。

又如，《难经》一难之"人一日一夜，凡一万三千五百息，脉行五十度，周于身，漏水下百刻，营卫行阳二十五度，行阴亦二十五度，为一周也，故五十度复会于手太阴"中的"水下百刻"之"百"数，恰为"河图""洛书"之数的总和；"五十度"之"五十"，一是"河图""洛书"之阳数的总和；二是洛书之总数（45）与河图之总数（55）之和的1/2（50对阴阳奇偶之数）；三是古人度量日月星辰时标记天周之时间、空间、序列、节律和周期的50个关节点（即二十八宿、十二地支、十天干）。因此，古人认为"五十"为"大衍之数"，即能演绎或表达天地万物变化的规律及其现象之"数"。这既是《易传·系辞上》用"大衍之数五十"进行占卜的背景，也是《内经》《难经》在论述生命活动相关内容时反复应用此"数"的缘由，一昼夜"脉行五十度"及十一难的脉诊"五十动"法则也取义于此。"营卫行阳二十五度，行阴亦二十五度"之"25"，既是"大衍之数"的1/2，也是洛书之阳数及河图之阳数之和，古人的天地衍化与重阳思想均得以体现。"一万三千五百息"，指一昼夜呼吸的次数，其数也与"洛书"之数相合，《灵枢·五十营》指出人体经脉的总长度为"十六丈二尺"，162尺恰为洛书之基数的倍数，即9×9×2（双侧），一次呼吸"气行六寸"，气行一周为"二百七十息"（162÷0.6＝270），昼夜脉行50周，呼吸次数即为13500息（50×270＝13500）。

《难经》和《内经》都将一百、五十、二十五三个数放在一起表达人体营卫气血循行的节律和周期，而现代生理学认为成人在安静状态下，窦房结、房室节、心肌浦肯野纤维的自动节律每分钟分别是100、50、25次，绝不能简单地用"巧合"予以解释，因为心脏的自动节律也是自然规律在人类生命活动中的体现。

可见，《难经》中的数字，除表达正常数目、数量、序号外，还有其特殊的用意，只有溯本求源，明白"河图""洛书"所表达的天文历法知识，从"河图""洛书"数理的源头上予以理解，才能合理地解释《难经》中有关"数"所表达的含义，进而明晓其医理。

（4）理论联系实际，掌握临床应用：此法即实践检验法。《难经》所阐述的理论，源自于古代医家长期医疗实践经验的总结升华，既有博大精深的理论阐述，又有具体可行的临床实践操作方法，对临床实践既有重要的指导价值，又受临床实践的检验。因此，学习《难经》要真正掌握其精神实质和学术价值，必须结合临床实践。

对初学者而言，要真正结合临床学习还比较困难，由于缺乏临床实践，对疾病的临床诊治既无经验可谈，又无心得可言，加之《难经》医理深奥难解，即便有些临床经验，也难以与经典理论融会贯通，举一反三。因此，可以选择性地学习名家医案，学习名医们运用《难经》相关理论诊治疾病的成功经验，不但通过实践检验了《难经》理论的指导价值，不至于曲解经意，引起谬误，而且有助于深刻领会其精神实质，同时还能把枯燥的经文转化成活生生的临床实例，激发学习兴趣，提高学习效果。如清代医家李铎《医案偶存》载：治胡某，年逾三十，因失志动怒，五志阳越莫制，竟夜不寐，倏尔叫喊，妄语妄哭，渐至发狂，詈骂不避亲疏，诊脉大而实。《难经》曰：重阳者狂，重阴者癫。此真狂之实证也，议三化汤下之。再诊，进三化汤两剂，使得三四次下，狂减，佯睡，足见是阳明实证，拟黄连解毒汤加竹沥，兼进龙荟丸，铁落汤下。本案患者因失志而渐发狂，其脉象大而实与"重阳者狂"合，故"实则泻之"，用三化汤下之症减，再以清热化痰、通腑降逆、重镇安神而取效。十四难"损其心者，调其营卫"的治疗法则，王洪图等在《黄帝医术临证切要》据此治疗疮证，指出："疮者，营血运行失调，壅滞逆乱，瘀而化热所致也。"所以，用黄连清心经火热，用胡黄连泻皮表火邪，用赤芍、丹皮凉血活血，以通调营血。药后红肿消退，数日而愈。许善等据此益气养血、调和荣卫治疗高血压、冠心病、脉律失常等心经病证，获显著疗效。如此理论与临床实践相贯通，不仅可加深对理论的理解，又可有效地指导临床实践。因此，学习《难经》时，要将理论紧密联系临床实践，在实践中深刻领会《难经》理论的精神实质。

综上，经典理论的学习方法是相互贯通的，对于《内经》的学习方法，《素问·著至教论篇》中指出："诵而未能解，解而未能别，别而未能明，明而未能彰，足以治群僚，不足治侯王。"杨上善概括曰："习道有五，一诵，二解，三别，四明，五彰。"学习经典理论，首先，要熟读背诵；其次，要能理解经义；第三，对相似、相关的内容要能予以区分而不致混淆；第四，对所学的医学知识要达到明白无误，解除所有疑惑的程度；第五，要能够理论联系实际，正确运用于临床，并予以提高。只有以理论指导实践，通过实践检验，才能加深理解和记忆，掌握经典理论的精髓，从而不断发展提高。诵、解、别、明、彰五字所概括的经典著作学习方法，至精至真，对于《难经》的学习，同样为行之有效的方法。

主要参考书目

［1］（元）滑寿．《难经本义》［M］．北京：商务印书馆，1956.

［2］（明）王九思．难经集注［M］．北京：中国中医药出版社，2011.

［3］（明）张世贤．图注八十一难经辨真［M］．北京：中医古籍出版社，2010.

［4］（清）丁锦．难经古本阐注［M］．北京：北京科学技术出版社，1959.

［5］郭霭春．八十一难经集解［M］．天津：天津科学技术出版社，1984.

［6］南京中医学院医经教研组．难经译释［M］．上海：上海科学技术出版社，1961.

［7］南京中医学院．难经校译［M］．北京：人民卫生出版社，1979.

［8］凌耀星，难经校注［M］．北京：人民卫生出版社，2013.

［9］傅贞亮，张崇孝．《难经本义》校注本［M］．北京：人民卫生出版社，1995.

［10］王洪图．难经白话解［M］．北京：人民卫生出版社，2004.

［11］张登本．难经通解［M］．西安：三秦出版社，2001.

［12］烟建华．难经理论与实践［M］．北京：人民卫生出版社，2009.

［13］迟华基，刘昭纯，孟令军，等，难经临床学习参考［M］．北京：人民卫生出版
社，2002.

［14］孙理军．全注全译黄帝八十一难经［M］．贵阳：贵州教育出版社，2010.

［15］苏颖，李霞．难经讲义［M］．长春：吉林人民出版社，2009.

［16］朱兵占．难经译注［M］．北京：中医古籍出版社，2004.

［17］张彦红．难经本义校注本［M］．北京：人民军医出版社，2006.

［18］孙理军．难经发挥［M］．北京：人民卫生出版社，2007.

［19］段延萍．析经解案《难经》《内经》理论与临床［M］．北京：人民军医出版
社，2009.

［20］周发祥．难经答问［M］．北京：人民卫生出版社，2012.

［21］孙理军，马铁明．难经理论与实践［M］．北京：中国中医药出版社，2018.

［22］李今庸．读古医书随笔［M］．北京：人民卫生出版社，1984.

［23］贾得道．中国医学史略［M］．太原：山西科学技术出版社，1999.

［24］（清）徐大椿．医学源流论［M］．北京：人民卫生出版社，2007.

［25］（明）李时珍．濒湖脉学　奇经八脉考［M］．北京：中国中医药出版社，2007.

［26］（清）魏之琇．续名医类案［M］．北京：中国中医药出版社，1997.

［27］（清）俞震．古今医案按［M］．北京：中国中医药出版社，1998.

［28］赵绍琴．文魁脉学［M］．北京：北京出版社，1988.

［29］（清）齐秉慧．齐氏医案［M］．北京：中国中医药出版社，1997.

［30］（清）林珮琴．类证治裁［M］．北京：中国中医药出版社，1997.

［31］（清）李延昰．脉诀汇辨［M］．上海：上海科学技术出版社，1963.

［32］（清）张锡纯．医学衷中参西录［M］．北京：人民卫生出版社，2007.

［33］河南省计量局．中国古代度量衡论文集［M］．郑州：中州古籍出版社，1990.

［34］（明）江瓘·名医类案［M］．北京：人民卫生出版社，2005.

［35］（清）叶天士．临证指南医案［M］．北京：华夏出版社，1995.

［36］丁甘仁．丁甘仁医案［M］．上海：上海科学技术出版社，2001.

［37］翟双庆．王洪图内经临证发挥［M］．北京：人民卫生出版社，2006.

［38］董建华．中国现代名中医医案精华（二）［M］．北京：北京出版社，1990.

［39］王洪图．黄帝医术临证切要［M］．北京：华夏出版社，1993.

［40］（元）丹波元胤．中国医籍考［M］．北京：人民卫生出版社，1956.